健康ライブラリー　イラスト版

森田療法のすべてがわかる本

新版

森田療法研究所所長・北西クリニック院長
北西憲二 監修

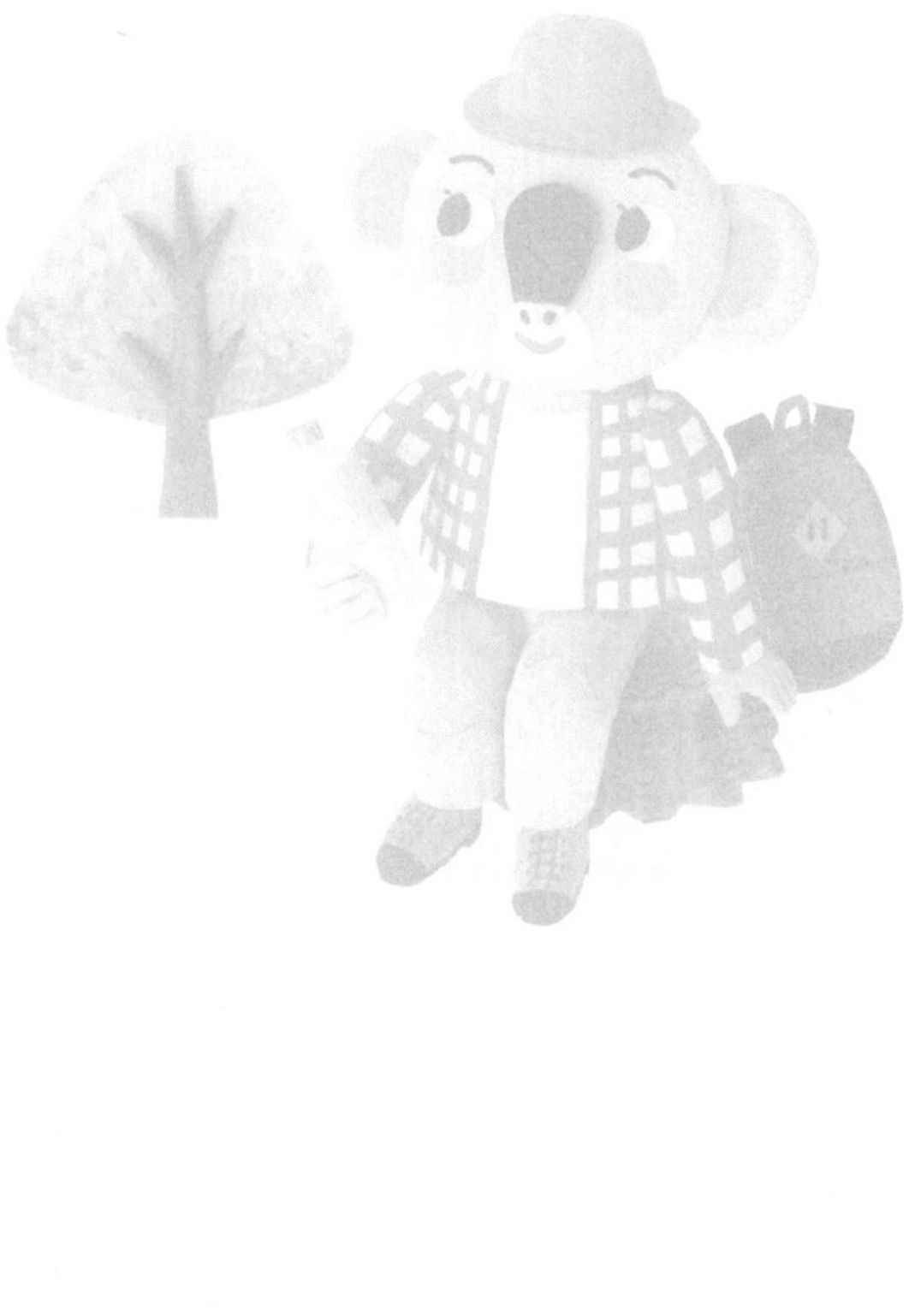

講談社

まえがき

現代の日本は、失敗に対して寛容な社会とはいえなくなってきているようです。そんな社会のなかで、失敗するまい、なんでも完全にやろうと、無理な生き方をしている人が少なくありません。

無理を重ねれば､どこかにひずみが生じます。ひずみは心身にストレスを与え、さまざまな悩み、苦しみへとつながっていきます。

対人関係の悩みや、漠然とした不安感、気分の落ち込み……悩みの内容はいろいろですが、いずれも、おおもとには生き方の無理があるといっても過言ではないでしょう。

悩みへの対処法として、近年注目されるようになってきたのが、精神医学者・森田正馬（まさたけ／しょうま）が創始した「森田療法」です。もとは神経症に対する治療法として活用され、さまざまな症状に苦しむ人を救ってきました。

人生に悩みはつきものですが、共存することはできます。それができないのは、生き方、考え方に無理があり、悩みを拡大させてしまっているからです。森田療法は、拡大した悩みの背景にある生き方、考え方に着目します。こうした森田療法の悩みのとらえ方が、不自然な生き方が増えている今の時代に、改めて必要とされているといえるでしょう。

このような森田療法の理論をわかりやすくまとめ、二〇〇七年に『森田療法のすべてがわかる本』として刊行しましたが、当時にくらべ、社会はよりいっそう複雑化が進み、適応しにくさも増しているといえます。そこで前書の内容を大幅に刷新し、新版として本書を刊行することとなりました。

社会の変化とともに、悩みも多様化しています。本書では森田療法の考えを理解するだけでなく、悩みの内容に即し、とらわれから逃れるための実践に結びつける方法も示しています。

悩み、苦しみから抜け出すきっかけとして、本書が活用されることを願っています。

森田療法研究所所長
北西クリニック院長
北西 憲二

新版 森田療法のすべてがわかる本

もくじ

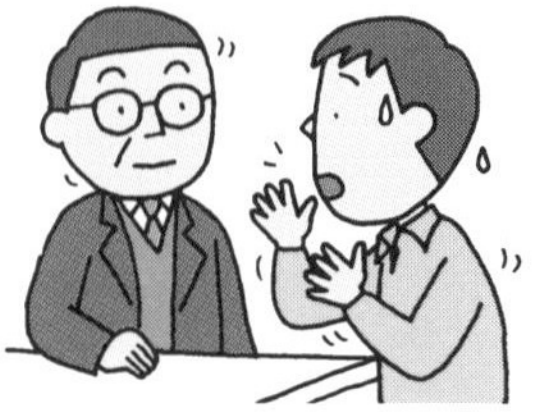

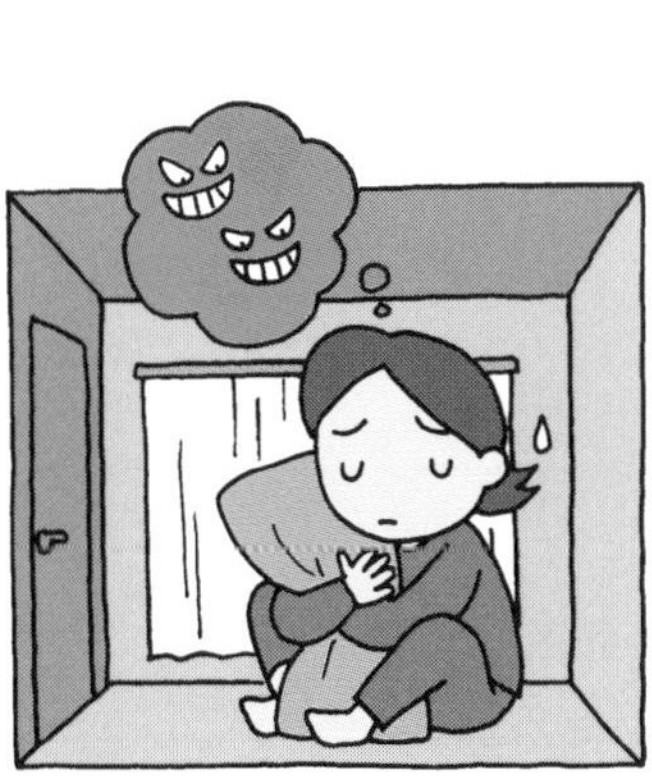

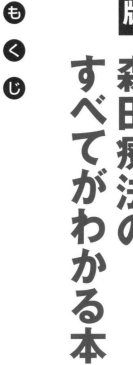

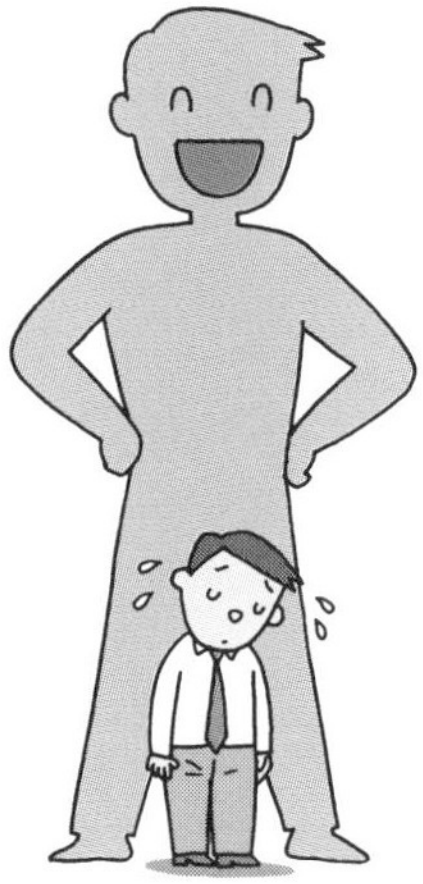

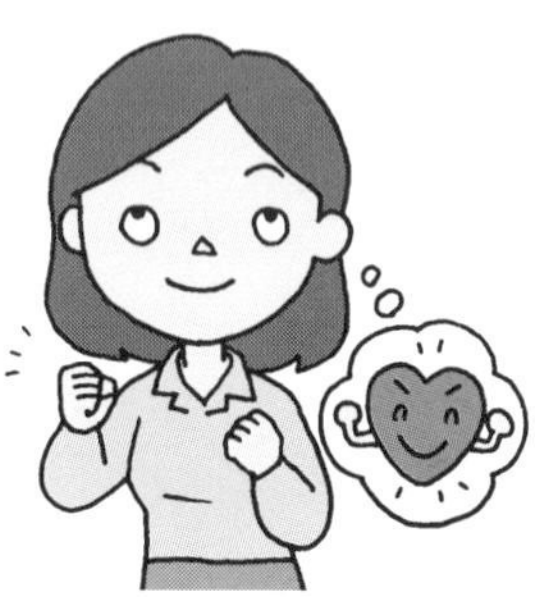

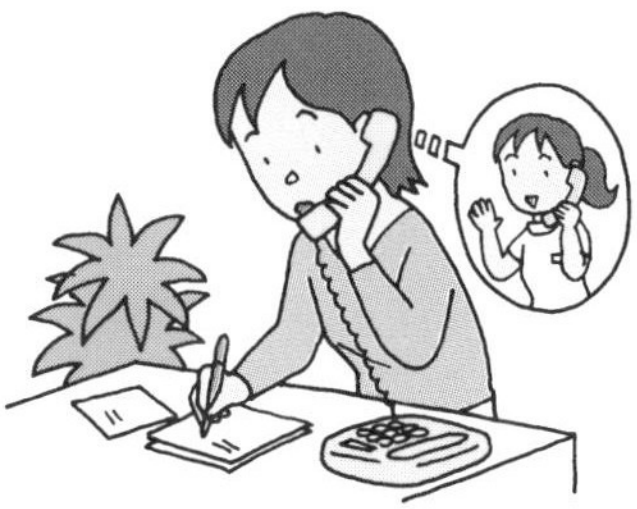

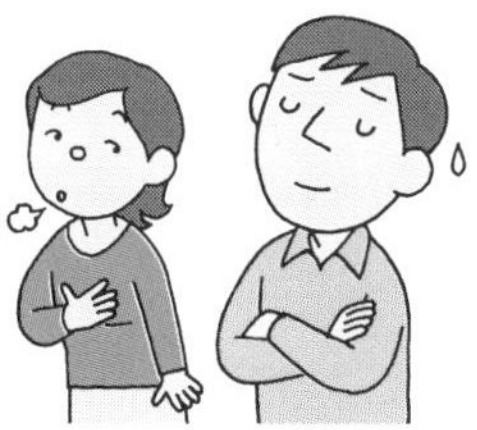

チェック

毎日の様子や胸のうち、思い当たることはありませんか？

生き方、考え方は人それぞれ。なにがいいとも悪いともいえません。

けれど、苦悩にとらわれやすい生き方、考え方があるのも、また事実です。

ここに示すのは悩みをかかえやすい人たちの例です。あなたにも似たところはありませんか？

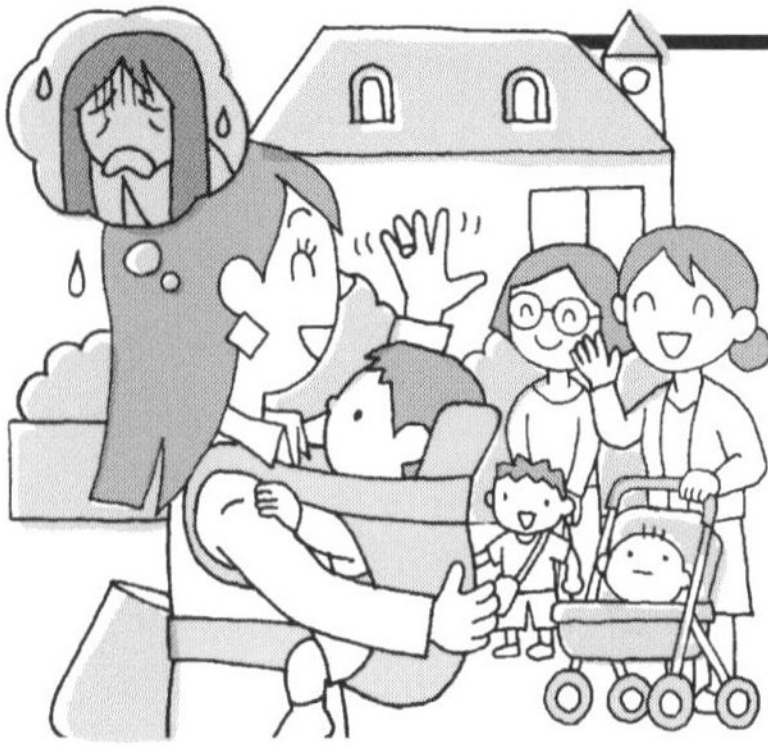

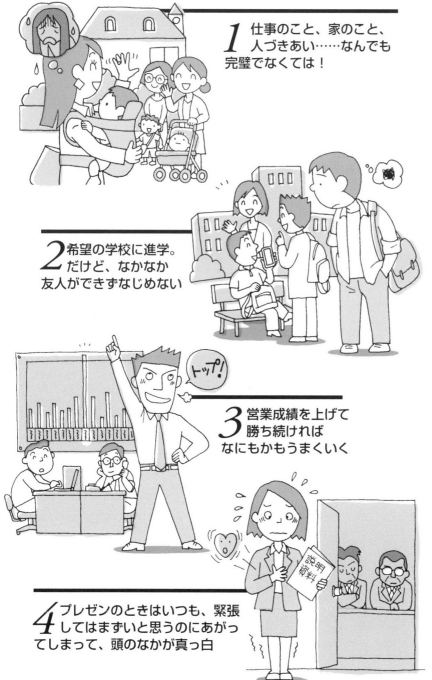

1 仕事のこと、家のこと、人づきあい……なんでも完璧でなくては！

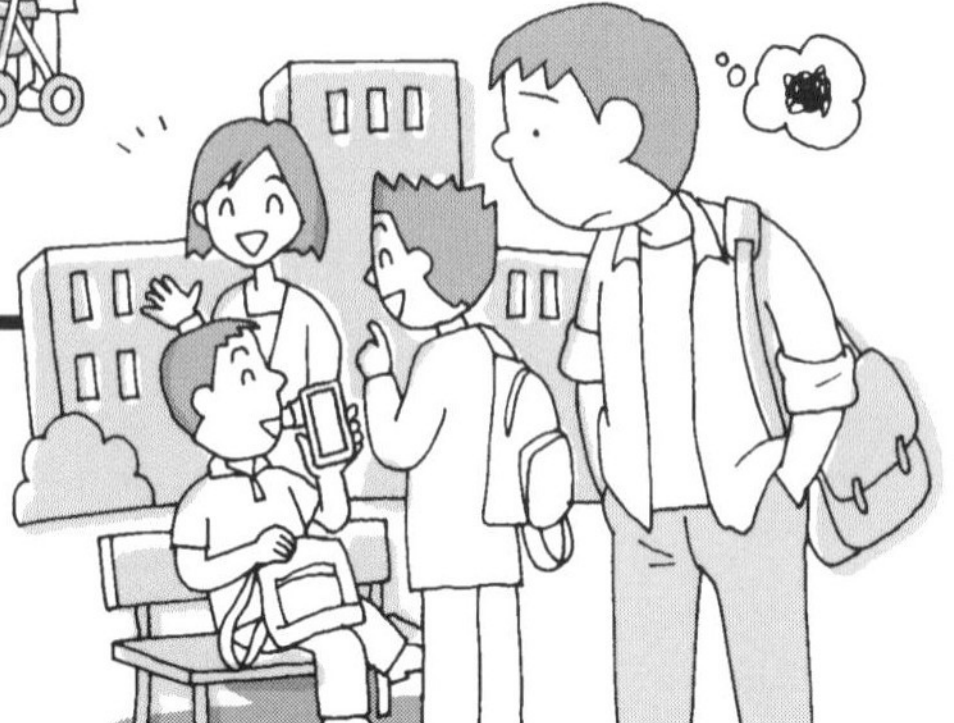

2 希望の学校に進学。だけど、なかなか友人ができずなじめない

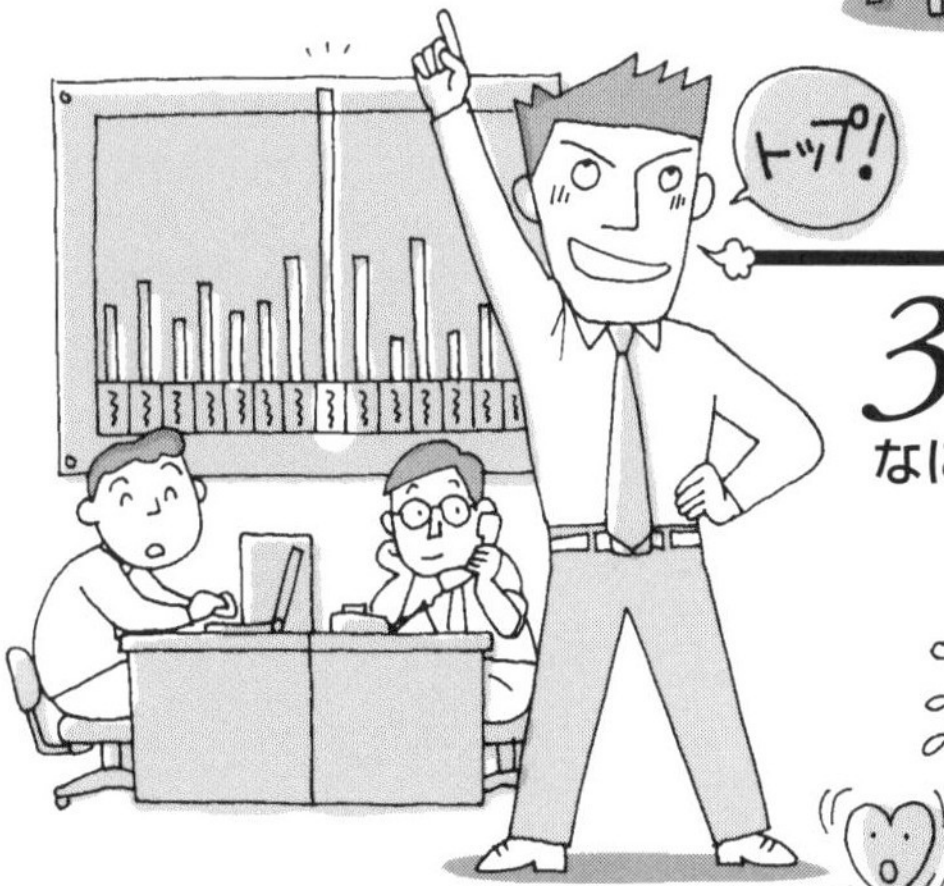

3 営業成績を上げて勝ち続ければなにもかもうまくいく

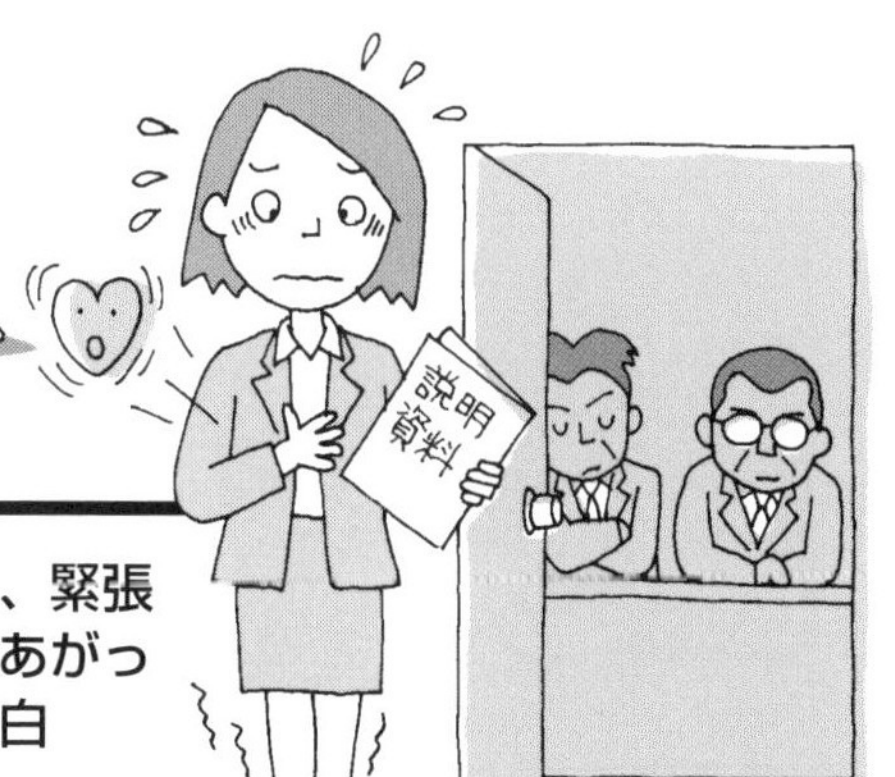

4 プレゼンのときはいつも、緊張してはまずいと思うのにあがってしまって、頭のなかが真っ白

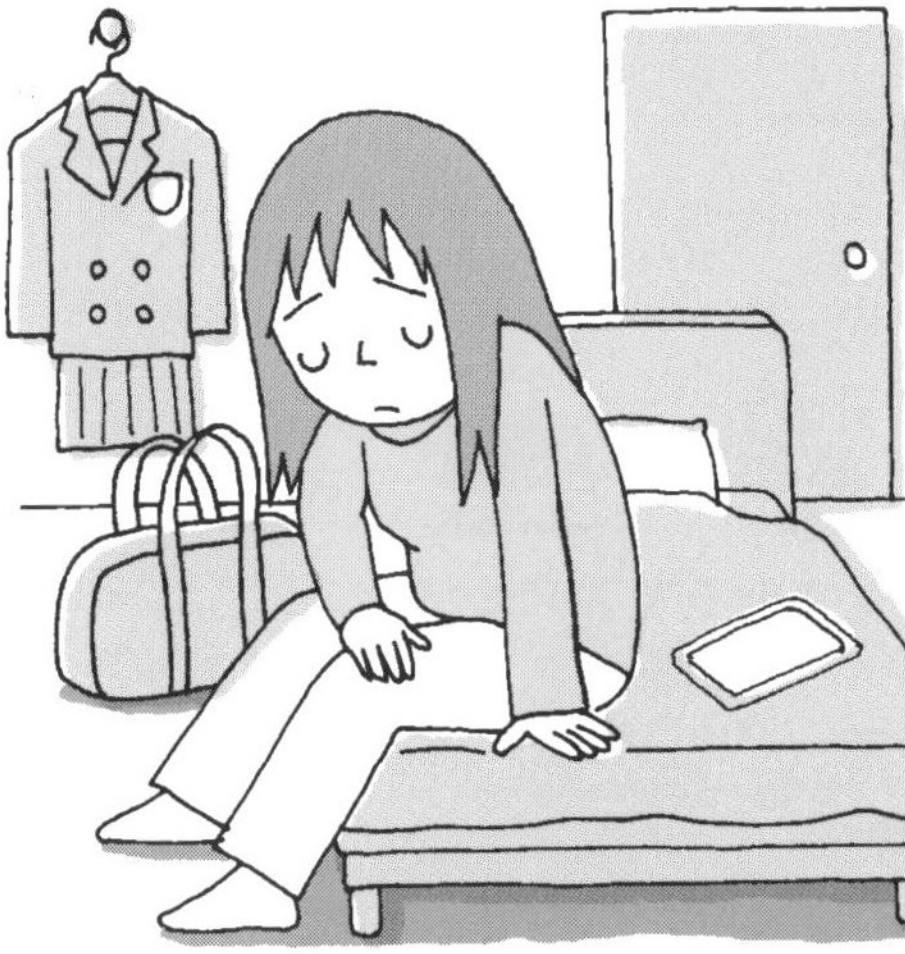

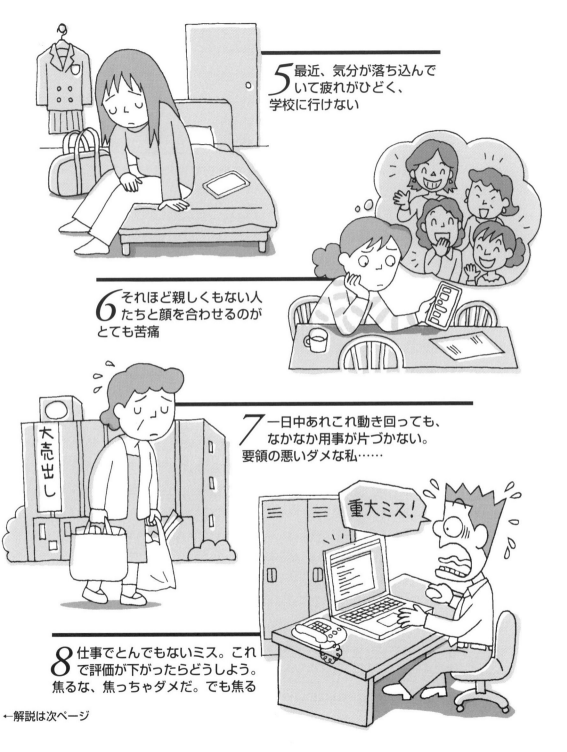

5 最近、気分が落ち込んでいて疲れがひどく、学校に行けない

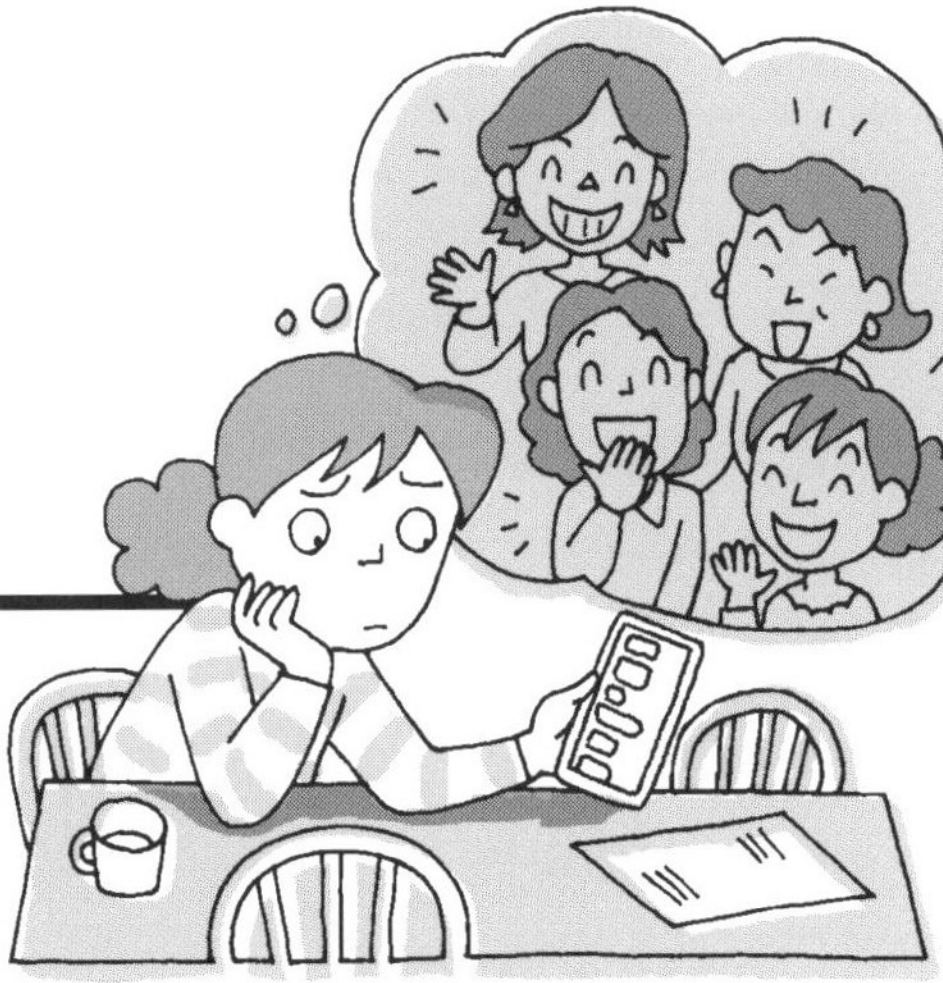

6 それほど親しくもない人たちと顔を合わせるのがとても苦痛

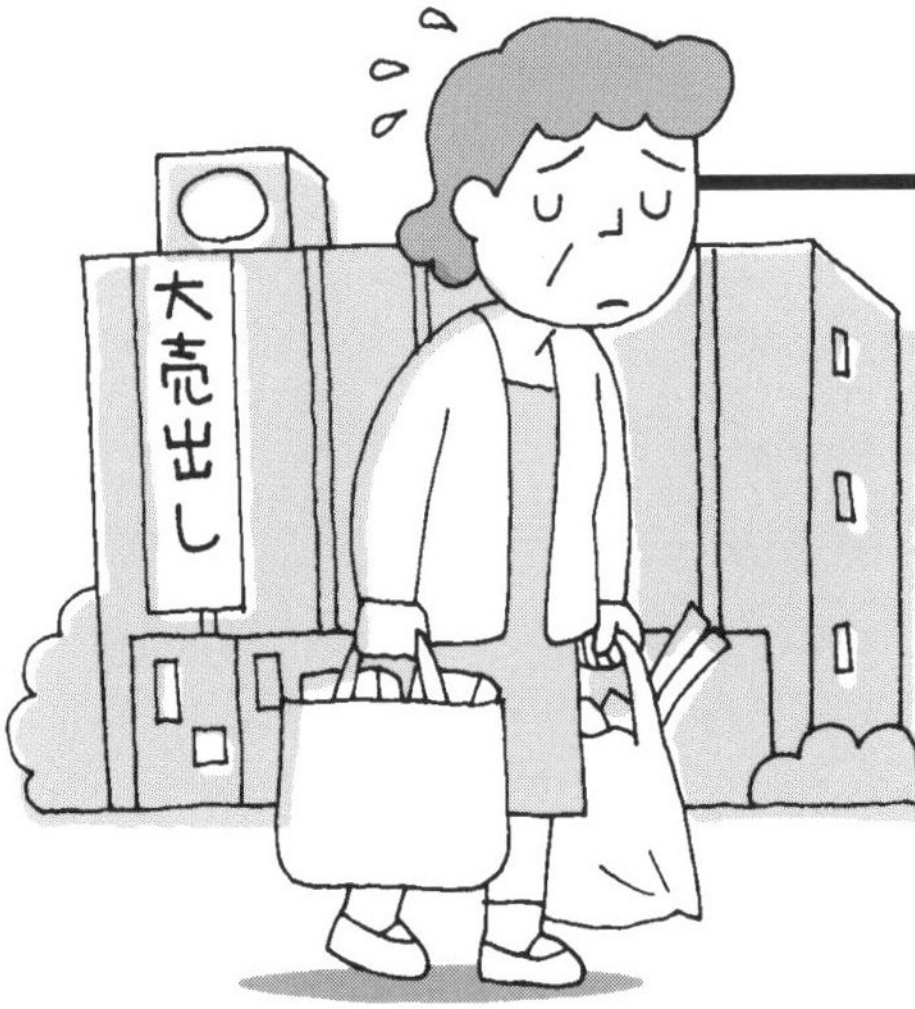

7 一日中あれこれ動き回っても、なかなか用事が片づかない。要領の悪いダメな私……

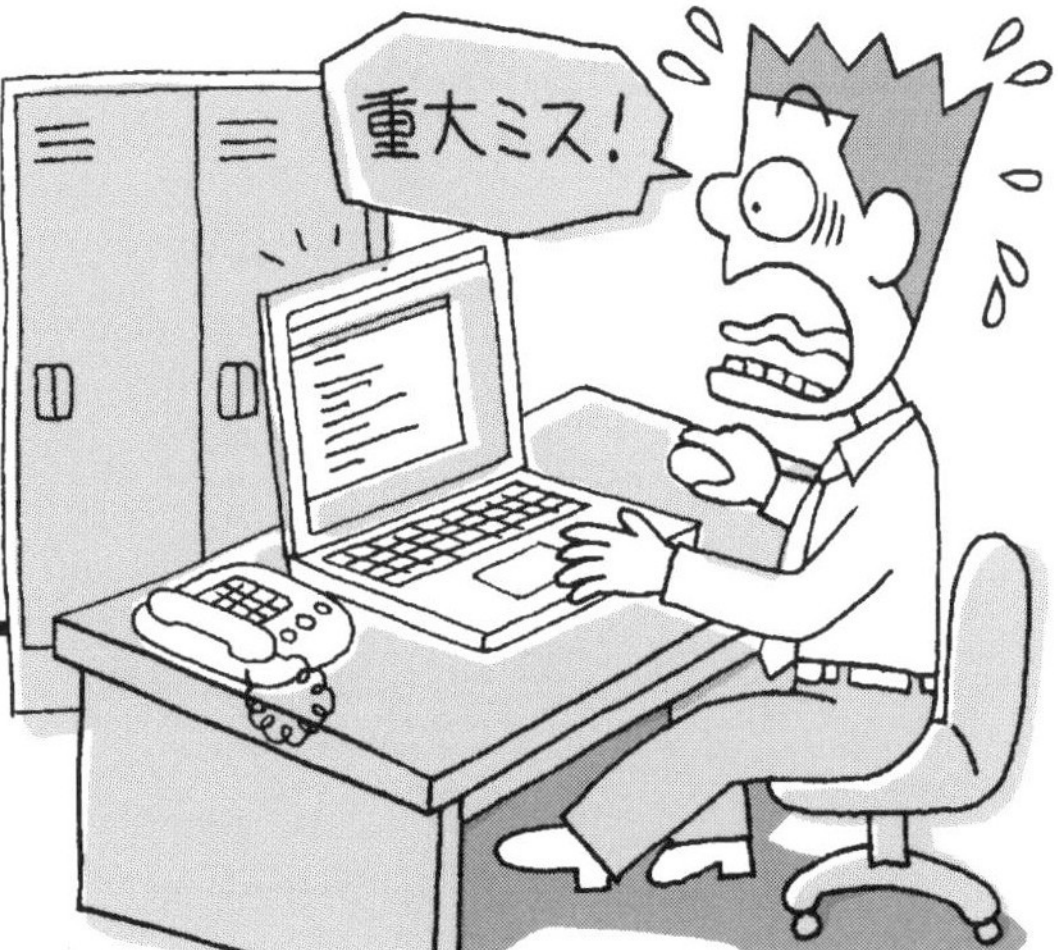

8 仕事でとんでもないミス。これで評価が下がったらどうしよう。焦るな、焦っちゃダメだ。でも焦る

←解説は次ページ

解説

P6〜7で示した人たちと自分は似ている……と思ったあなたは、生きづらさにつながりやすい生き方、考え方をしている人かもしれません。

悩みをかかえやすく、悩み始めると、そのことばかりになったりしていませんか？

まずは自分の状態に気づいてください。それが苦悩から抜け出す第一歩です。

1 完全主義は行き詰まりやすい

なんでも完全にやり遂げたい、「〜するべき」という生き方、考え方は現実とのギャップを生みやすく、悩みのもとに（→P34）

2 環境の変化を意識しすぎる

変化への対応はうまくいかないこともある。つまずきを受け止められないと必要以上に環境が意識され、悪循環が始まりやすい（→P22）

3 他者からの評価に依存している

うまくいっているときはいいが、思うようにいかなくなったときが問題。「自分はダメ」という思いが強まるおそれがある（→P36）

4 意識するからますます緊張する

不快な感覚や感情、症状などは、注意を向ければ向けるほど強く感じられ、ますます気になってしまう（→P28）

5 悪循環に陥っている

気分の落ち込みがネガティブな考え方を生み、さらに落ち込むという悪循環に。ひきこもることで自信も失われていく（→P46）

6 逃げ回るから悩みの種に

苦手な場面を避け始めると、ますます苦手意識が高まっていく。行動範囲が狭まり、自己嫌悪に陥ることも（→P22、28）

7 気分ばかりで事実がみえていない

実際の行動・事実を評価せず気分ばかりに関心が向いていると、気分が悪いときには悲観的になりがち（→P54）

8 不快な感情は打ち消せない

不安や焦りなどの不快な感情は打ち消そうとしてもできない。できること、できないことの区別がつかなくなっている（→P32、50）

第1章

森田療法とはなにか

明治生まれの精神医学者、森田正馬（まさたけ／しょうま）が確立した森田療法は、
不安や恐怖に苦しむ多くの人を救ってきました。
もともとは「神経症に対する治療法」としてスタートしましたが、
近年は、さまざまな心の問題に対応可能な「生き方の知恵」
としても注目されています。

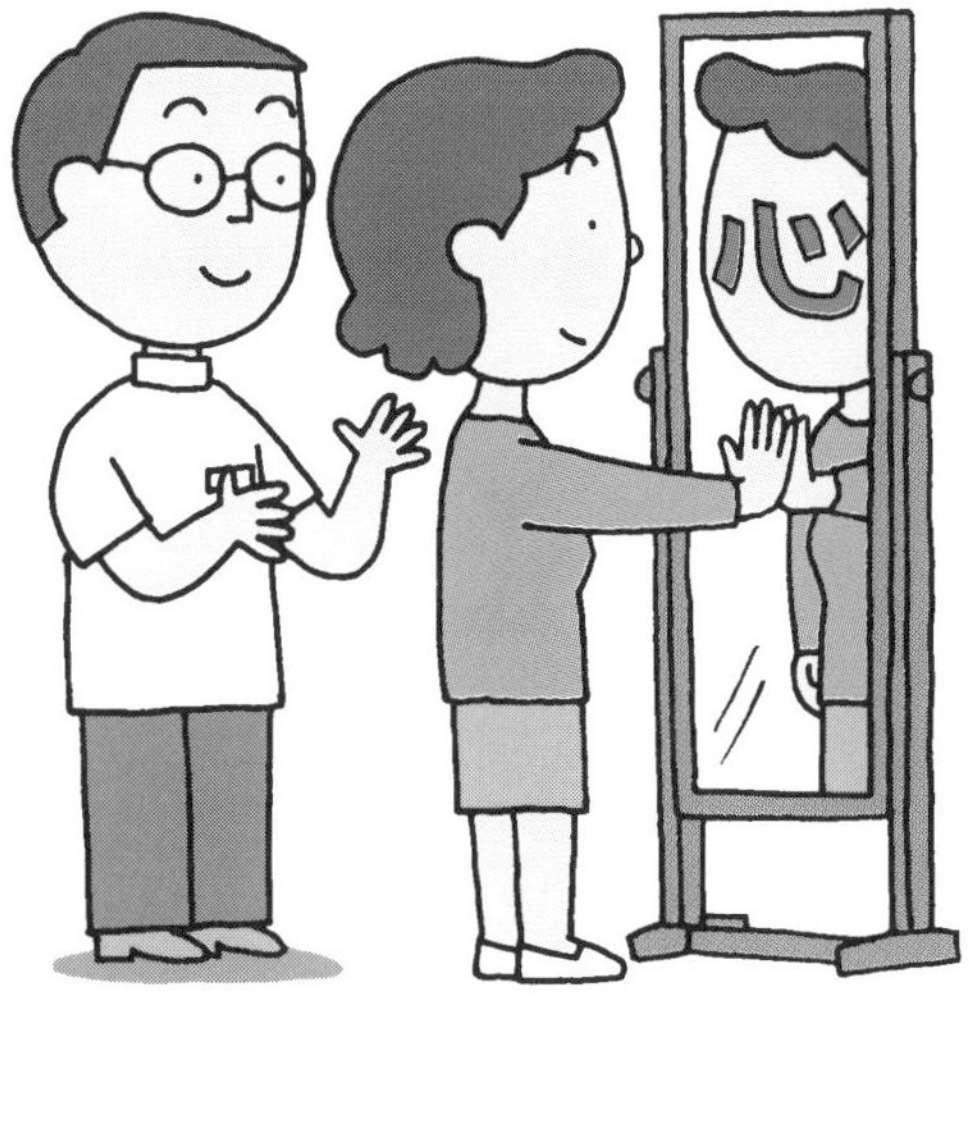

森田療法とは①

日本で生まれた伝統的な精神療法

薬などの物理的な手段ではなく、心理的な働きかけによる治療法を精神療法（心理療法）といいます。森田療法は一世紀以上にわたる歴史を誇る、日本の伝統的な精神療法です。

生みの親、森田正馬の名に由来する精神療法

森田療法は明治生まれの精神医学者、森田正馬が神経症治療を目的に生み出した精神療法です。

森田の生きた時代、価値観や社会秩序は大きく変化し、それが人々の心の悩みを増すことにもなりました。この頃、導入が始まった西洋医学のさまざまな治療法を森田は試し、やがて独自の精神療法を確立するに至ったのです。

神経症という病名は現在あまり使われませんが、心理的な要因によって心身に現れる症状の総称です。その解決につながる森田療法は、現代に生きる人々がかかえるさまざまな悩みにも有効な精神療法として、再び注目されています。

「あるがまま」に生きるための知恵

森田療法の本質は「あるがまま」という言葉で示されます。自分をあるがままに受け入れ、あるがままに生きていけるようにするための治療システム、治療技法が森田療法です。

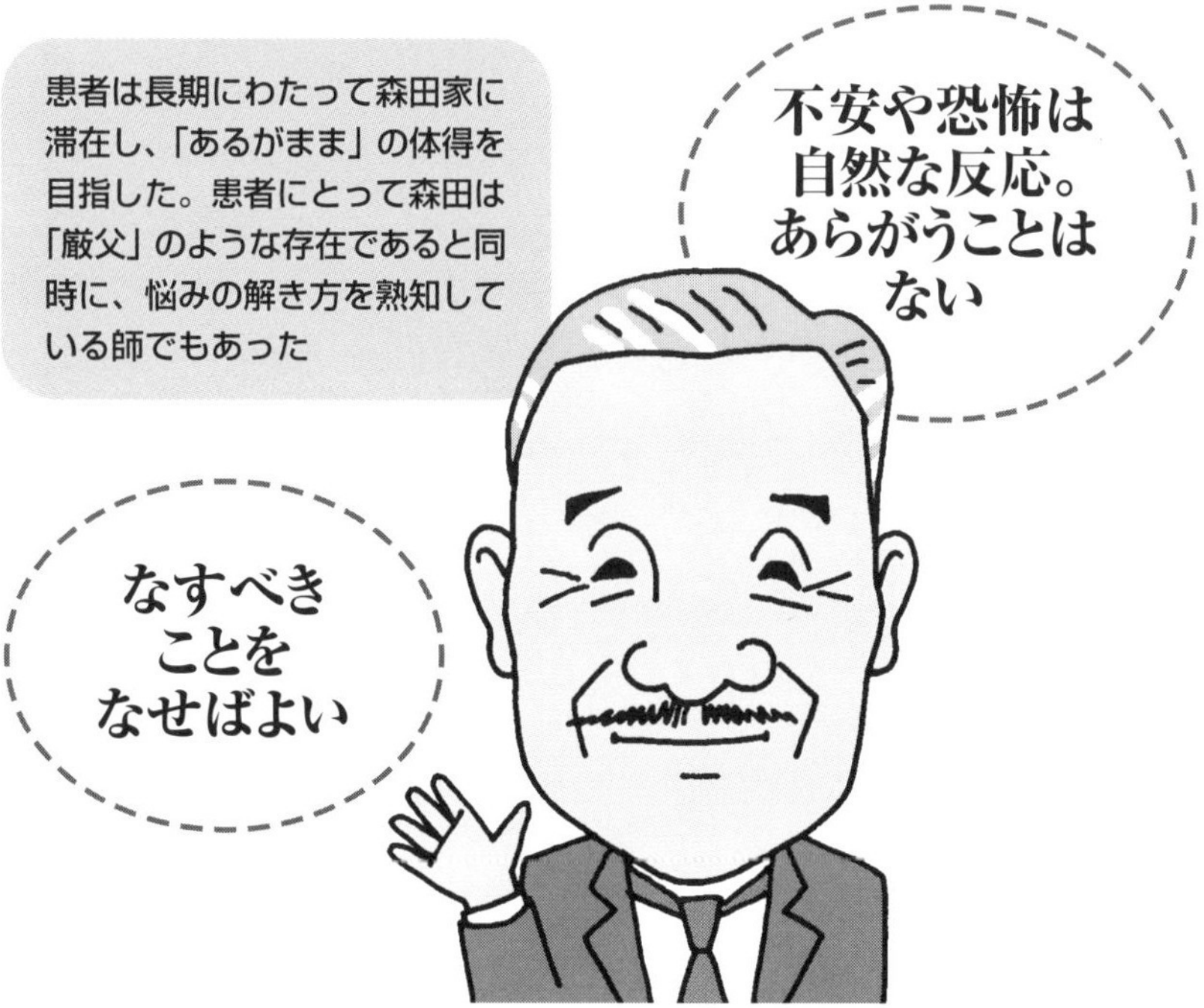
不安や恐怖は自然な反応。あらがうことはない
なすべきことをなせばよい

患者は長期にわたって森田家に滞在し、「あるがまま」の体得を目指した。患者にとって森田は「厳父」のような存在であると同時に、悩みの解き方を熟知している師でもあった

森田療法が確立するまで

明治7年（1874年）、高知県に生まれた森田は、自らの体験と心の働きへの強い関心から精神医学を志し、独自の精神療法を生み出しました。

子ども時代

夢にうなされるなど神経質な様子がみられる半面、好奇心旺盛で、催眠術や奇術などにも興味をもっていました。

病弱さ、経済的な問題を理由に父親から高等学校への進学を反対されると、学費援助を受けるため親に無断で大阪のある医師の養子になるなど、大胆な行動で周囲を驚かせました。

精神医学の道へ

驚いた父親は、従妹と結婚して森田家を継ぐことを条件に学費を出し、養子縁組は解かれます。森田は学業に精を出す一方、死の恐怖や体調不良に苦しみました。

東京帝国大学医学部を卒業後は、精神医学の道を志し、自らが長い間苦しめられていた神経症の治療に取り組んでいきました。

森田療法の確立

試行錯誤の末、大正8年（1919年）に自宅を利用した入院療法を開始。強迫観念をはじめ、恐怖・不安に悩む人々を治療していきます。これが、のちに森田療法と呼ばれるようになったのです。

自身の体験が森田療法を生んだ!?

帝大在学中の森田は「神経衰弱および脚気《かっけ》」と診断され、服薬を続けていましたが、父親からの送金は遅れがちでした。

進級試験を前にやけになった正馬は、「もう死んでもかまわない」と服薬をやめ、試験勉強に打ち込みました。すると、死ぬほど苦しかった不快な症状が、いつの間にか霧散していたのです。この体験は、森田療法を確立する布石となったといわれています。

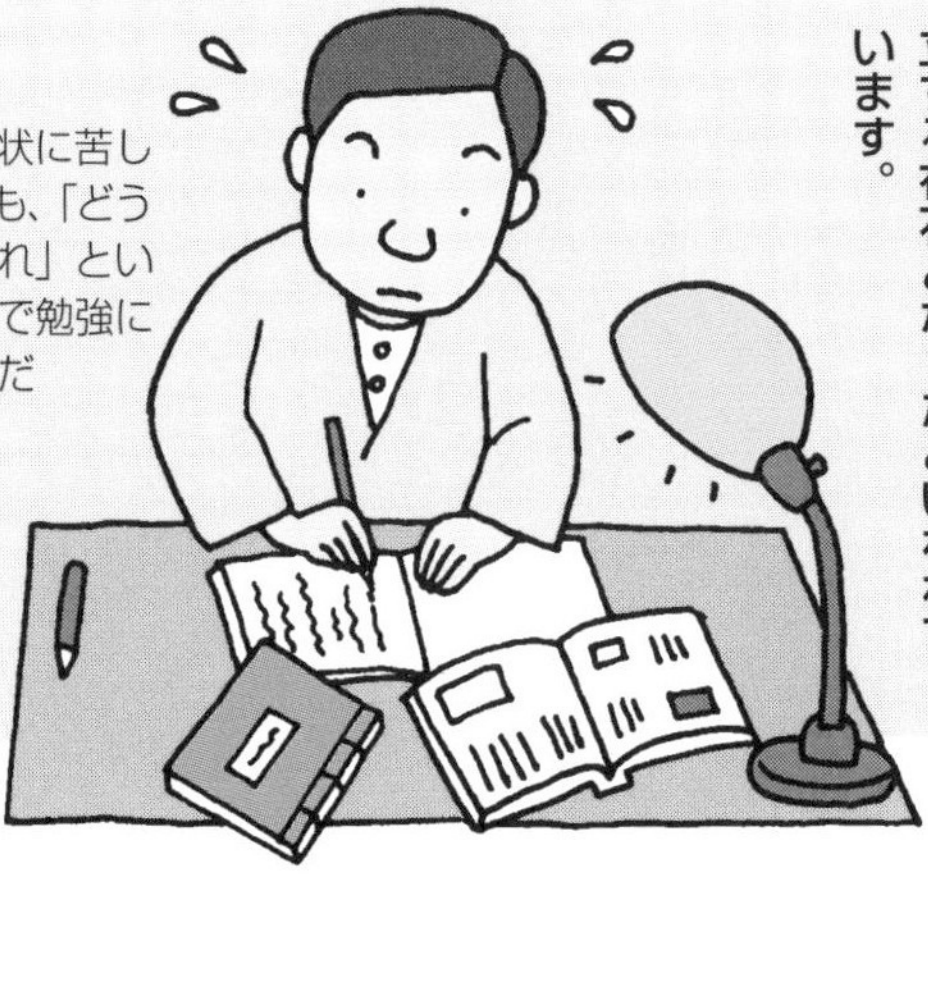

つらい症状に苦しみながらも、「どうにでもなれ」という気持ちで勉強に打ち込んだ

森田療法とは②

入院療法から始まり、今は外来での治療が中心

森田療法は数ヵ月間入院して受けるのが基本でしたが、悩みの質の変化や患者のニーズ、治療者側の事情などがあいまって、現在は入院せずに外来で受けるスタイルが主流です。

自宅を利用した入院療法から始まった

森田は自宅を入院施設として開放し、神経症の患者を数十日間にわたって滞在させ、治療を進めていきました。家庭的な治療法ゆえ、妻の久亥《ひさい》の助けは大きかったようです。

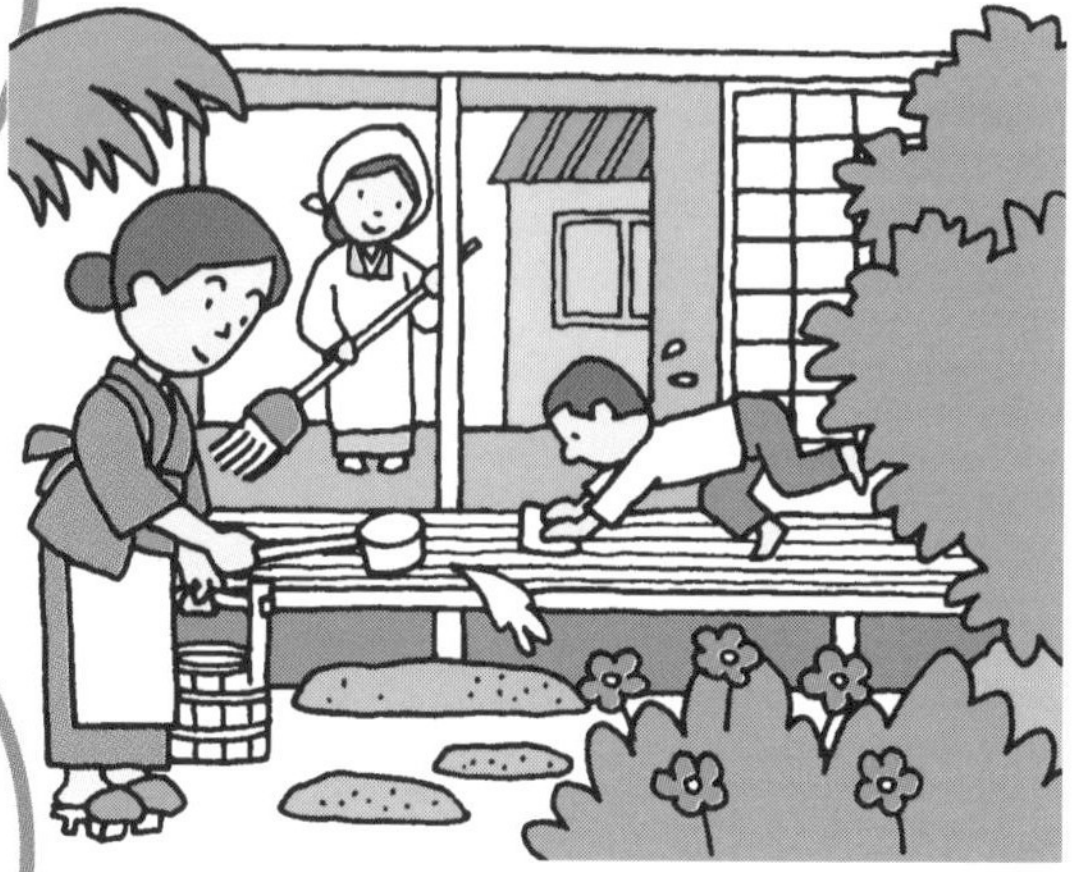

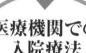

森田家でのグループ療法

患者は家庭的な雰囲気のなかで共同生活を送りながら、講話、日記指導、生活指導などの治療を受けた

↓

医療機関での入院療法

森田亡きあとも後継者らが森田療法をおこなってきた。昭和の時代までは入院療法が主流だった

治療スタイルは変わったが伝統は受け継がれている

森田正馬は患者とともに生活し、家庭的環境のなかで徹底した生活指導をおこなっていきました。その後も、森田療法は入院治療が原則でした。しかし近年は、外来での医師（治療者）との対話を柱に、日記・通信療法、自助グループへの参加などを組み合わせ、相乗的に治療していくスタイルへと変化しています。

治療のスタイルは変わっても、森田療法の伝統的な考え方自体は同じです。どんな症状に悩まされているかより、今できることはなにかを知り、それを着実に実行していこうという行動重視の姿勢は受け継がれているのです。

入院療法から外来療法への移り変わり

長い間、森田療法は入院して受ける治療法でしたが、現在、入院療法を実施している施設はごくわずか。外来での実施が主流です。

入院療法

ひたすら横になってなにもせずに過ごす臥《が》褥《じょく》期《き》のあと、段階的にさまざまな生活場面での作業に取り組み、社会復帰の準備を進めていく（→P64）

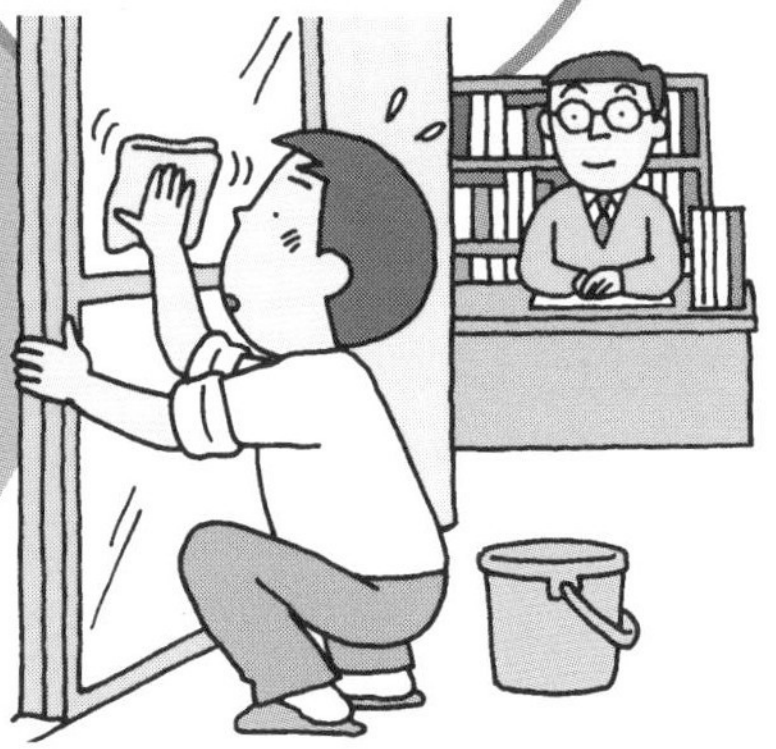

治療者が見守るなか、実作業に取り組む

治療スタイルが変化した理由

- **患者のニーズ**　漠然とした不安をかかえながらも、なんとか社会生活を営んでいる人は、数ヵ月間も入院する時間がとれない
- **悩みの質の変化**　身体症状や強迫観念など、不安・恐怖の対象が限定された悩みだけでなく、生きることそのものに対する不安を背景にした悩みが増えてきた
- **治療者側の事情**　入院療法は治療者の生活、時間に公私の区別をつけにくく、負担が大きい

外来療法

定期的に外来を受診し、治療者と面接、対話を重ねる。補助的に日記療法や通信療法（→P70）、自助グループへの参加（→P72）を併用しながら、生き方の探求をはかる

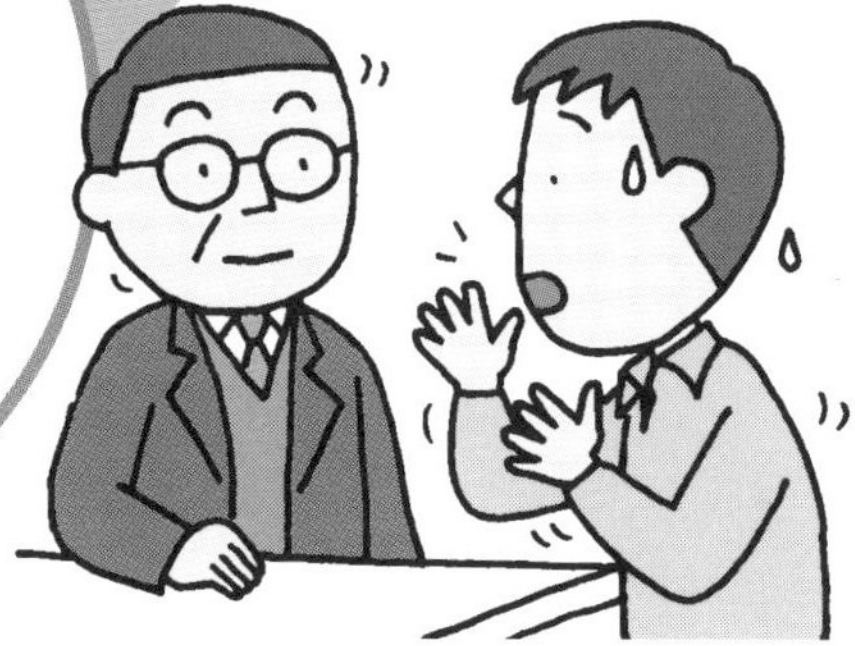

「治療者の指示どおりにすればよい」などという、権威的な対応では解決のむずかしい現代的な悩みにも対応

森田療法とは③

多くの症状を生む「不安」への対処法

そもそもは神経症治療を目的に確立された森田療法ですが、現在では心の悩み全般に活用できるものとして、注目されています。

治療対象はより広く

森田療法は不安や恐怖への対処法を示すことで、いわゆる神経症の治療に用いられてきましたが、現在、治療対象はより広くなっています。

従来の治療対象

森田療法が確立された当時、神経衰弱、神経質、神経症などと呼ばれる状態にある人が治療の対象でした。

体へのとらわれ

自分の体の不調や不快な感覚に過敏で、いつも不安でたまらない。現代では身体症状症、心身症などと診断されることも

不安へのとらわれ

死の恐怖を伴うような不安発作を経験し、またそうなるのではという不安（予期不安）や強い恐怖（予期恐怖）に悩む状態。現代でいうパニック症、全般不安症など

特定の考えへのとらわれ

人前での失敗を恐れる対人恐怖や、ある観念にとりつかれて悩む強迫症などが含まれる

不安・恐怖

不安や恐怖が強く現れる病気だけでなく、心の問題の根底には不安や恐怖の感情がある（→P22、28）

心の問題全般が対象に

不安を背景に生まれるさまざまな心のトラブルにも対応可能とわかり、森田療法の治療対象は広がってきました。

- 不登校・ひきこもり
- 抑うつ
- 老年期の悩み
- トラウマ
- 発達障害による不適応

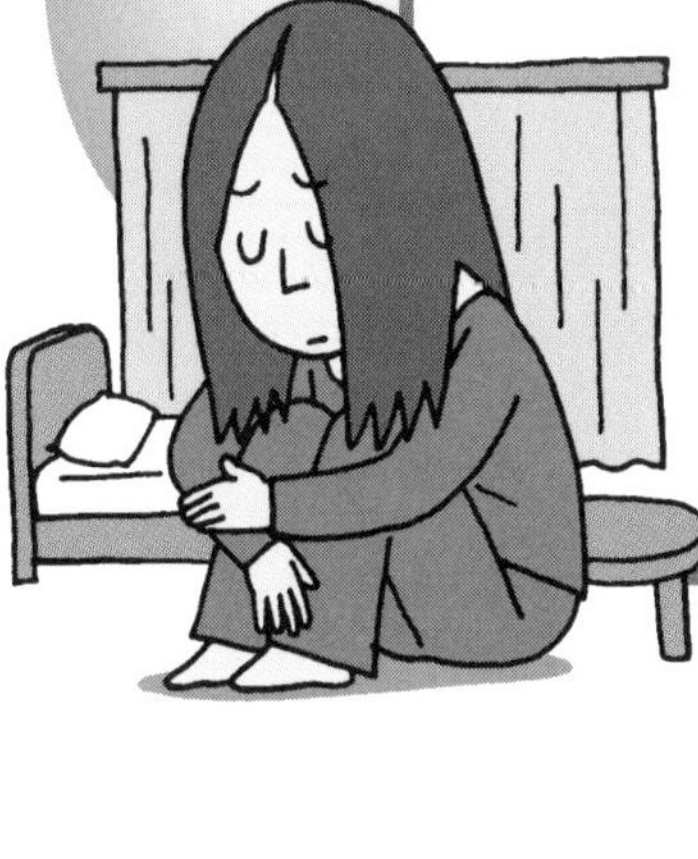

森田療法による回復の具体例は第５章参照

悩みの背後には不安がある

抑うつ感であったり、対人場面に対する苦手意識であったり、人々がかかえる悩みの中身はいろいろです。ただ、いずれの悩みも背後には「不安」が潜んでいます。不安に対処できれば、悩みの多くは解決の道が見えてきます。

不安をケアする森田療法はさまざまな症状に対応可能

森田療法は、もともとは神経症の患者がかかえる不安・恐怖に対応するための治療法で、治療対象はかぎられていました。

しかし近年、森田療法が示す不安への対処法は、心の問題としてとらえられるさまざまな症状に有効なものとして活用されています。病気と診断されたものだけではなく、日々生活していくなかで感じる普遍的な悩みにも応用できるでしょう。森田療法の考え方は「生き方の知恵」ともなりうるものなのです。

「生き方の知恵」としても活用可能

生きていれば必ず直面する「生老病死」。森田療法の考え方は、生きるうえで避けて通れない、これらの問題への対処法としても応用できます。

生

生きていればさまざまな危機や困難が生じるもの。自分の限界を知り、無理を捨てたとき、自分が本当にしたいことはなにか、本来の自分らしさがみえてくるでしょう。

老

老いるのは自然な流れ。老いと向き合い、受け入れるために森田療法の考えは役立ちます。

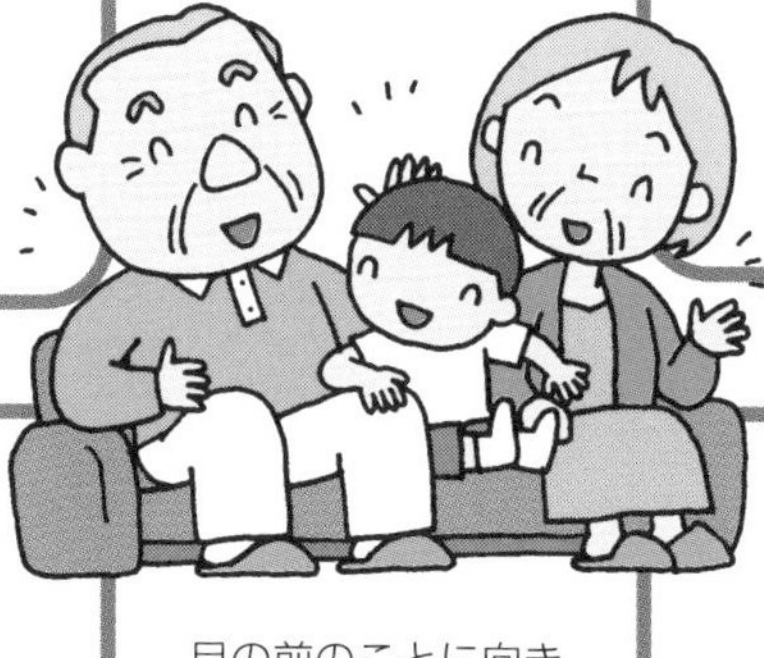

目の前のことに向き合い、取り組むことの大切さを、森田療法は教えてくれる

病

無理を重ねれば心身の大きなストレスに。不自然な生き方に気づき、変えていくことが回復につながる場合もあります。

死

死の恐怖・不安にどう向き合うか迷うときにも、森田療法の考えが有用です。

森田療法の特徴①

西洋式の精神療法とは問題のとらえ方が違う

精神療法には日本で生まれた森田療法だけでなく、西洋生まれの精神分析療法などもあります。不安などの感情をどうとらえるか、「人前に出るのが怖い」という例で、みてみましょう。

西洋生まれの精神療法は心を操作可能と考える

西洋生まれの精神療法は、不安を生み出している原因を知り、それを意識することを重視します。思考は感情より上位にあり、思考を働かせることによって、不安などの不快な感情はコントロールできると考えているからです。

西洋的な「原因・結果論」

精神分析療法や認知療法、行動療法など、西洋式の精神療法に共通するのは、患者がかかえている悩みは、なんらかの原因がもたらした結果だとする考え方です。

原因

過去の心の傷や、考え方のゆがみ

悩みを生む原因のとらえ方は、各療法によって異なる

●精神分析療法：幼い頃からの養育環境や、過去に受けた心の傷など

●認知療法：否定的な考え方や思い込み

●行動療法：間違った行動の積み重ね

結果

人前に出るのが怖い

対人恐怖という悩みのもとには、患者自身、気づいていない原因がある

原因・結果論から導き出されるのは……

心の状態は変えられる

不安の原因を探し出して、それを治療したり修正したりすれば、感情や気分はコントロールできると考える

●**精神分析療法**：原因を突き止めて意識化させる

●**認知療法**：考え方のゆがみを修正する

●**行動療法**：間違った行動パターンを修正する

不安の原因探しに一生懸命

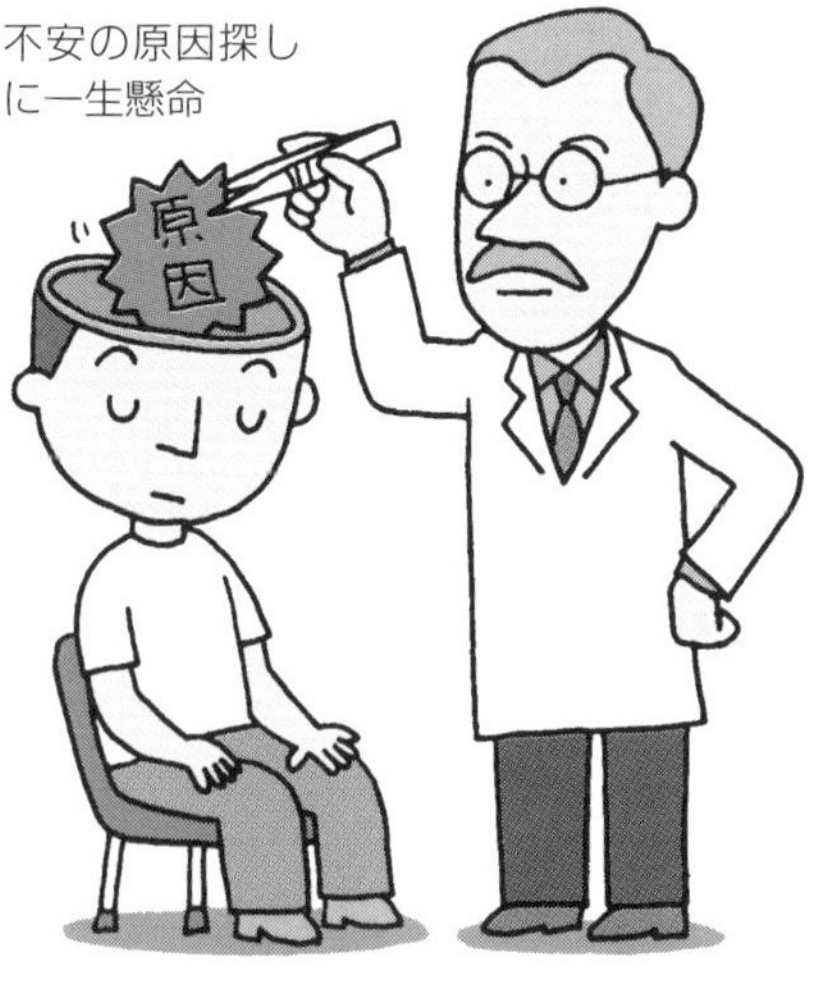

東洋的な「円環論」

自然な感情である不安や恐怖をコントロールしようとするから、いくつかの悪循環が始まり、相乗的に悩みが深まるととらえるのが東洋的な考え方です。

受け入れ、踏み出す

原因の探求にとらわれず、緊張や不安、失敗などの不快な感情や体験を自然なものとして受け入れ、そのまま踏み出し、日々の生活のなかでできることに取り組む。受容と実践・行動が車の両輪となり、悪循環の渦から抜け出せる

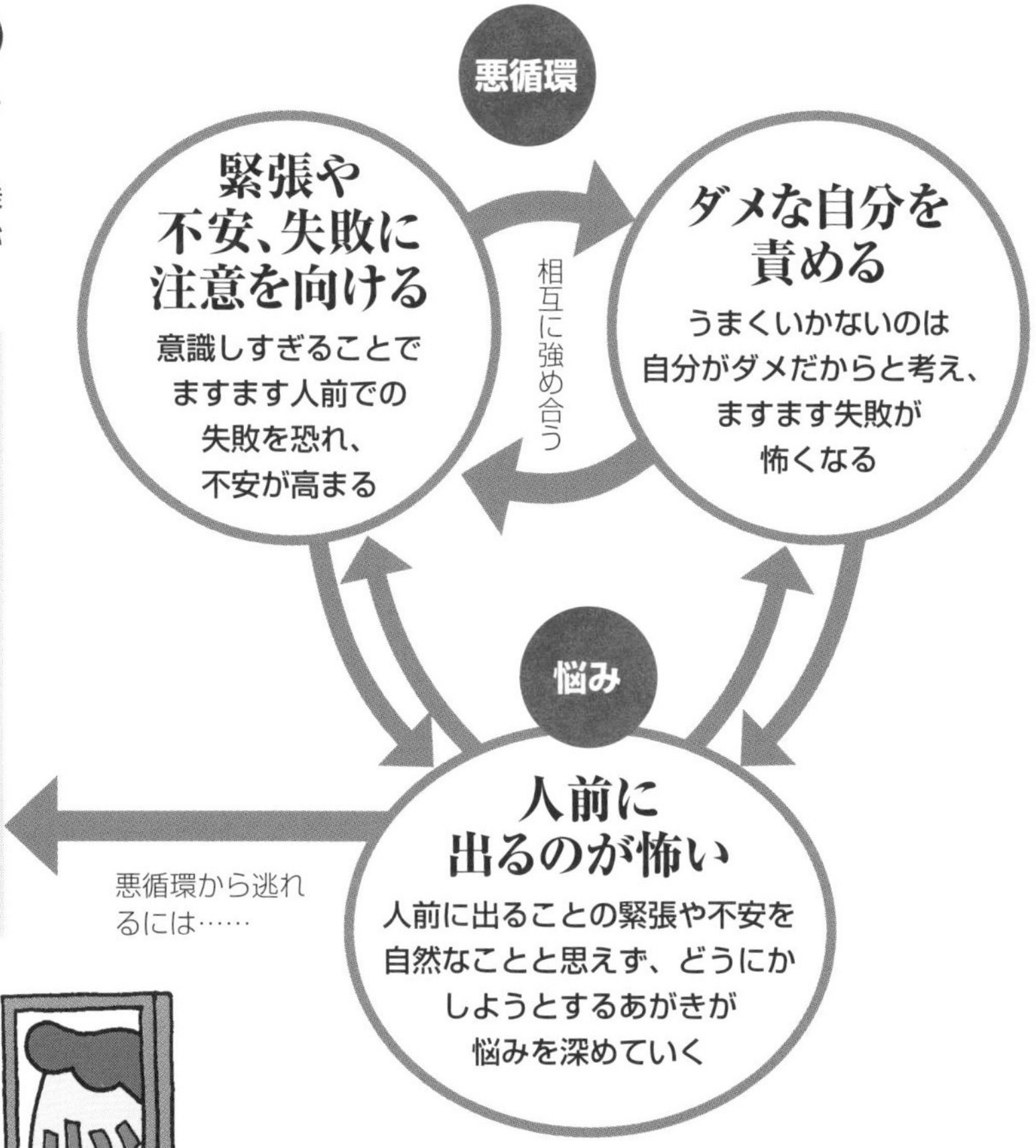
悪循環
緊張や不安、失敗に注意を向ける
意識しすぎることでますます人前での失敗を恐れ、不安が高まる
相互に強め合う
ダメな自分を責める
うまくいかないのは自分がダメだからと考え、ますます失敗が怖くなる
悩み
人前に出るのが怖い
人前に出ることの緊張や不安を自然なことと思えず、どうにかしようとするあがきが悩みを深めていく
悪循環から逃れるには……

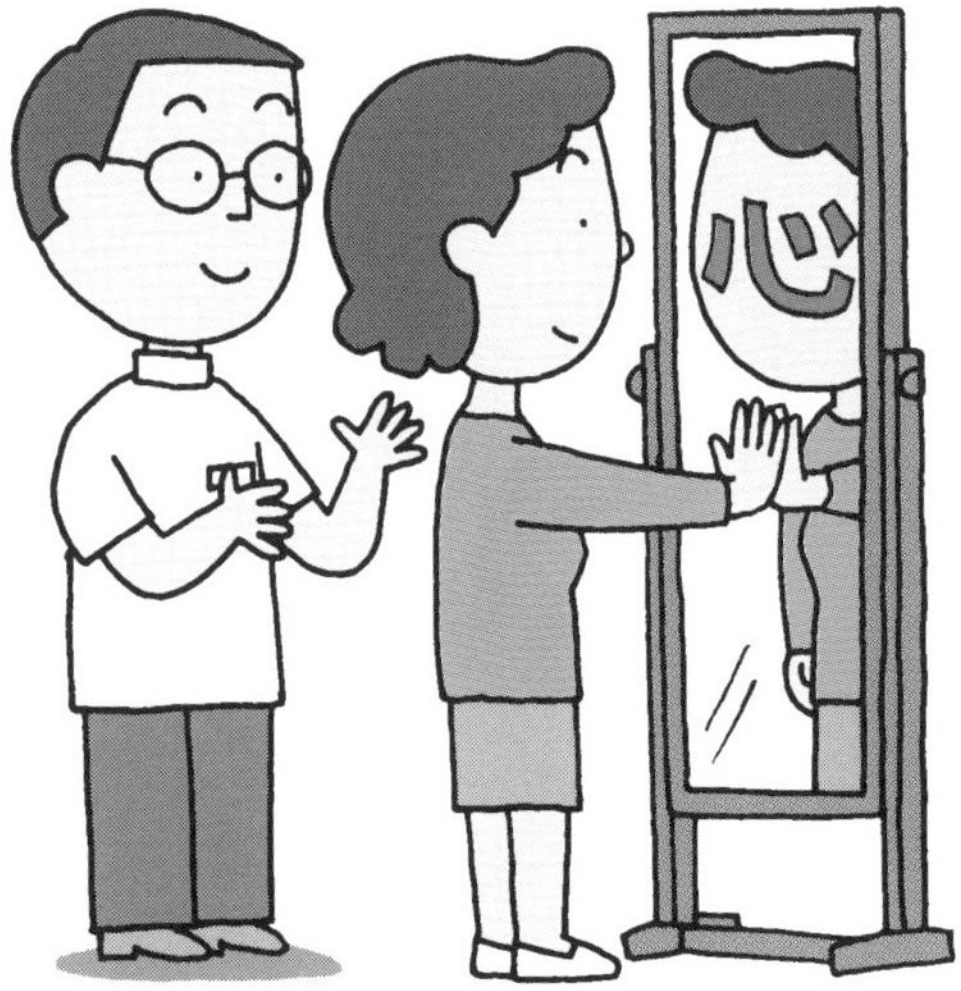
心

原因を探すのではなく、自分の心をあるがままに受け入れていく

森田療法の根底には東洋的な考え方がある

森田療法では、悩みの原因探しは重要視されません。その根底には、不安をもつのは自然なことであり、自然に反したとき、悩みが深まっていくととらえる東洋的な考え方があります。

　また、思考を特別視する西洋と異なり、東洋では、心も体も自然の一部、通じ合うものと考えます。こうした心身一元論の考えも、森田療法には取り入れられています。

森田療法の特徴②

マインドフルネスとは似て非なるもの

欧米で新たなストレス対処法として注目されてきた「マインドフルネス」。もともとは仏教に起源をもちますが、森田療法とは違うものと理解しておきましょう。

マインドフルネスとは

マインドフルネスは「『今ここ』の体験に気づき、それをありのままに受け入れる態度および方法」と定義されます（大谷、2014）。

ルーツは仏教

もともとは仏教用語の訳語として「マインドフルネス」という言葉が使われていました。上座部仏教でおこなわれる瞑想法――坐禅を組み、無の境地に近づく取り組みに由来します。

ストレスを軽くする手段に

20世紀後半になり、アメリカで瞑想によるストレス低減法が「マインドフルネス」として登場。現在では精神療法のひとつとして、あるいは健康維持・増進を目的に、ストレスに対処するためのスキルのひとつとして広く普及しています。

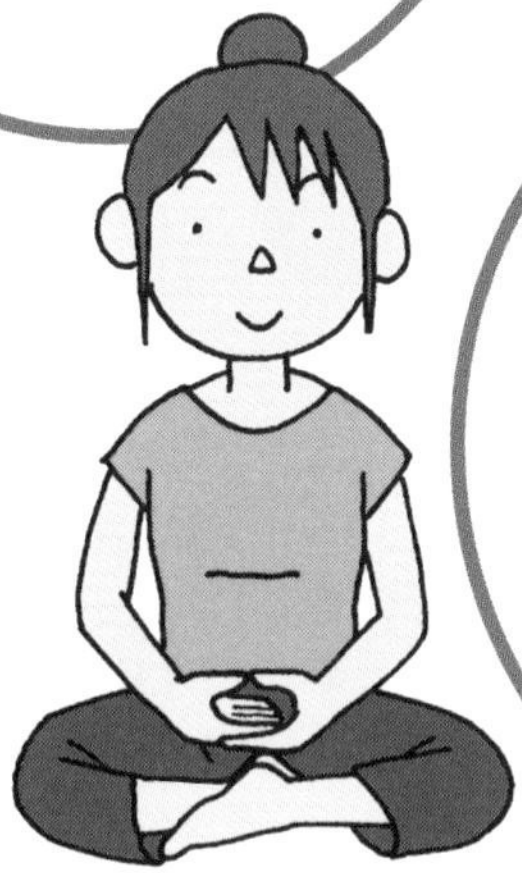

ストレス低減のためのマインドフルネスは、坐禅以外の方法でもおこなえるものとされる

マインドフルネスはあくまでも西洋式

マインドフルネスは仏教にルーツがありますが、観察や情動調整（感情の状態に気づいてほどよく調整する）といった脳の働きを重視する点で、やはり西洋式の精神療法に通じます。

新しい認知行動療法※では、マインドフルネスとともに行動変容が重んじられます。その点は森田療法に近いようですが、症状や情動のコントロールを目指す点が森田療法とは違います。症状をそのまま受け入れるとともに「生きる力」（→P30）に気づき、素直な行動につなげていくことを重視する森田療法とは、やはり違うものなのです。

※ACT（アクセプタンス＆コミットメント・セラピー）、弁証法的行動療法など

「ありのまま」と「あるがまま」

「ありのまま」には、そのものの本質を明らかにしようとする意志が感じられます。一方「あるがまま」は、自然に任せる態度といえるでしょう。

感覚、感情をありのまま、つぶさに観察するという姿勢で臨むマインドフルネスと、すべてをあるがままに受け入れようとする森田療法は、似ているようで違うものなのです。

▼森田療法では……

「あるがまま」に任せる

自分の内外にあるものを、すべてそのまま受け止める。自分の感情や感覚に身をゆだねる。特定の感情や考えばかりに目を向けなければ、自然で前向きな意欲（生きる力）の存在にも気づきやすくなる

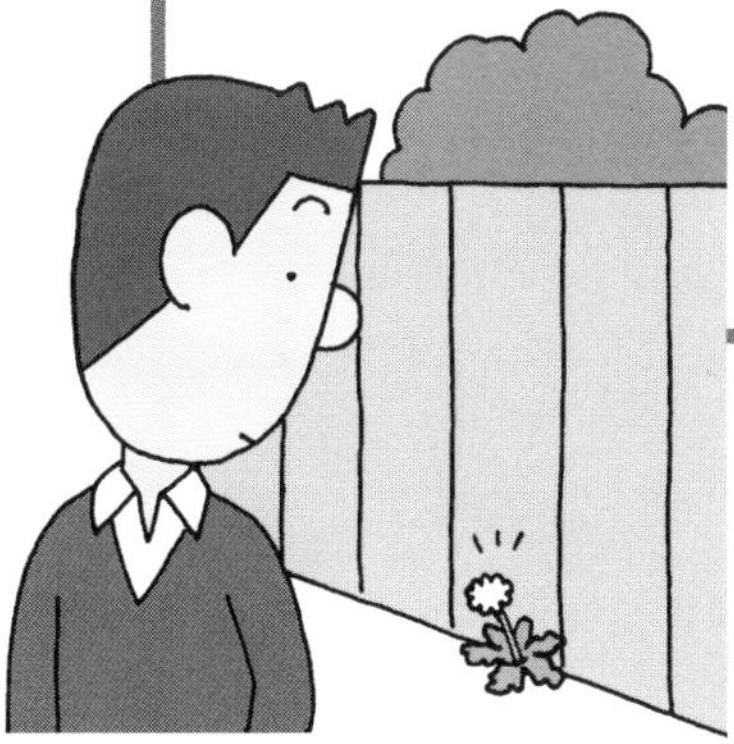

「〜したい」という意欲に気づく

実践・行動へ

「〜しよう」という気持ちのまま、すーっと実践・行動すればよい

▼マインドフルネスでは……

「ありのまま」に観察する

今この瞬間に、見えること、聞こえること、感じることのすべてに意識を集中させる。いやな考えが浮かんでも価値判断は下さず、「考えている」と観察するだけにとどめる

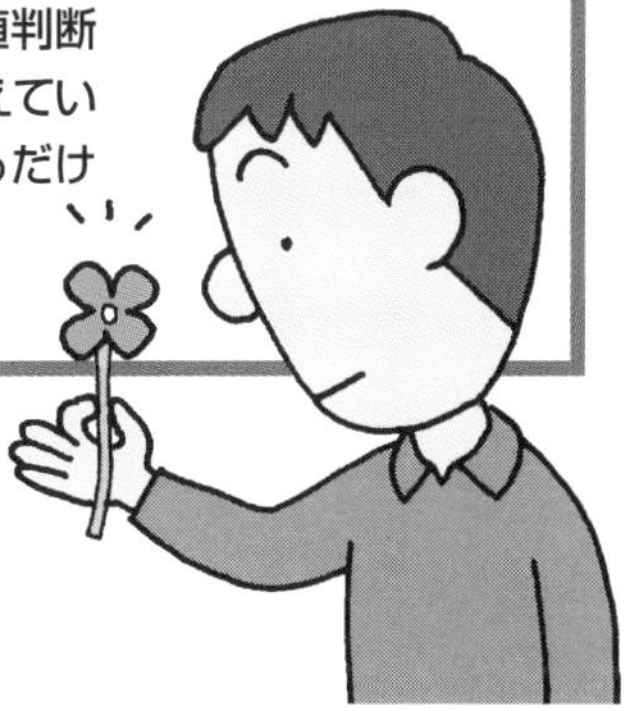

「今この瞬間」に意図的に注意を向けるから……

余計な雑念が消える

心を悩ますような余計なことを考え込まずにすみ、結果的にストレスが軽くなる

認知行動療法と組み合わせて「マインドフルネス認知療法」などとして実施されることもある

森田療法を知る
キーワード

執着する心にもよい面がある

ささいなことにこだわり、くよくよと悩む人、恐怖や不安にとらわれやすい人には、多かれ少なかれ、完全主義の傾向がみてとれます。

ものごとを完全にやり遂げたいという思いが強い人は、社会にとっては有用な存在です。いい加減な人ばかりでは、社会はうまく機能しません。しかし、「○○でなければならない」という思いでこりかたまってしまうと、自分自身が不快な感情に縛りつけられ、苦しむことになってしまいます。

何事にもとらわれない「心の流転」を目指す

本来、心のありようは刻々と変化していくものです。どんなにうれしいことがあっても、うれしい気持ちが永遠には続かないと、だれもが身にしみてわかっているでしょう。

心の流転

見聞きするものや、外界の変化によって、私たちの感情は千変万化に反応するもの——森田はこれを「心の流転」と呼び、それを体得したとき、とらわれから解放されると考えました。

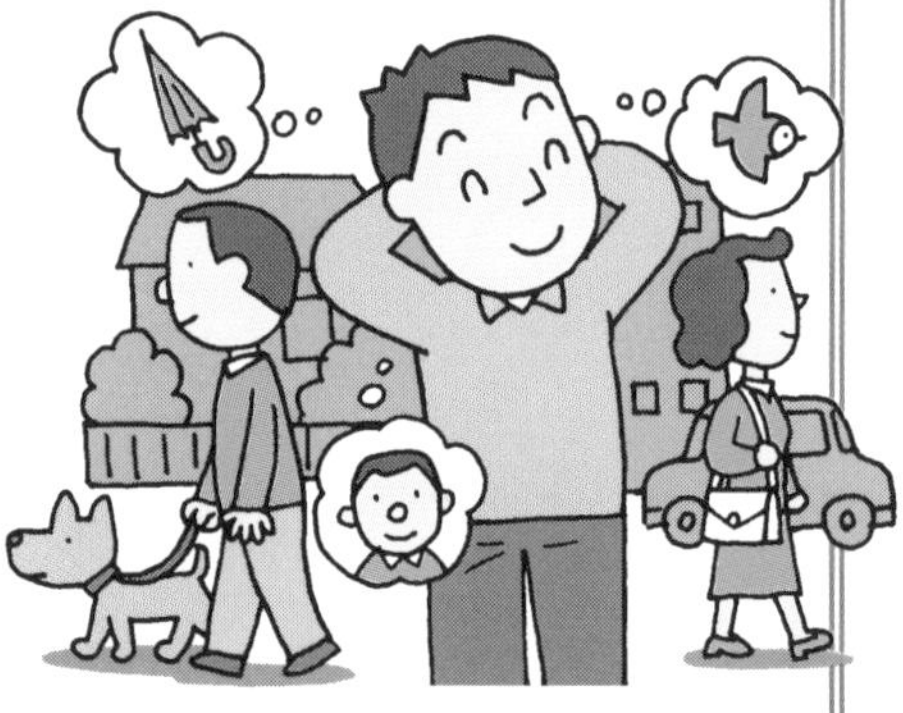
自分の心を無理に抑えつけないほうがよい

同様に、恐怖や不安も、そのまま放っておけば自然に消失してしまいます。「こんな状態はダメだ」と打ち消そうと躍起になるから、ますます強まってしまうのです。

どんなにおびえていても、ふと目にしたり耳にしたことから急に思いがけない連想が生まれ、いつの間にやら恐怖や不安が薄らいでいたりするものです。

こうした心の流転を体得したとき、とらわれから抜け出したといえます。自分自身の豊かな感情に気づき、いきいきとした人生を送れるようになるのです。

第2章

人はなぜ悩むのか

悩みのない人、悩んだことがないという人はまずいないでしょう。
しかし、悩みにとらわれ、苦しみ続けているようなら、
「人生につきもの」というレベルを超えています。
ただ、むやみになくそうとしても、悩みは消えてくれません。
ここはひとつ冷静に、悩みの正体を見定めておきましょう。

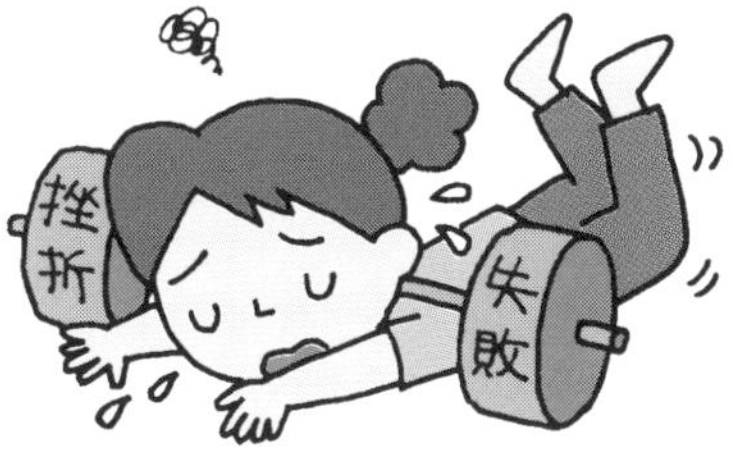

悩みの正体

「対処できない」という不安や無力感が悩みを生む

環境や状況に合わせ、それ相応に自分自身も変わっていくことを適応といいます。「適応できるのか」「うまく対処していけるのか」という「適応不安」は悩みを生むもとになります。

日常のなかでみられるいろいろな変化

環境や状況はつねに一定ということはなく、変化していきます。「悪い出来事」だけでなく、「よい出来事」としてとらえられている変化であっても、それに対応するために心の負担が生じることはあります。

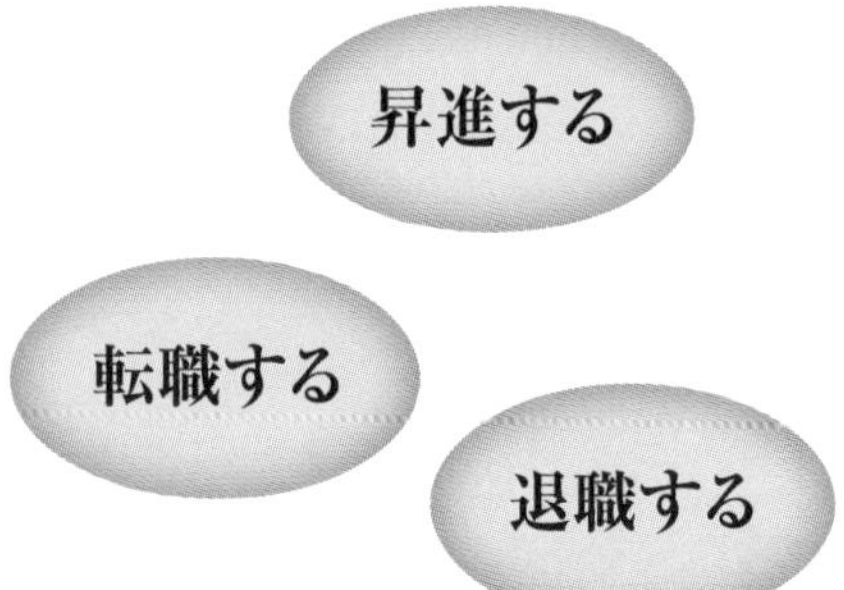
昇進する
転職する
退職する

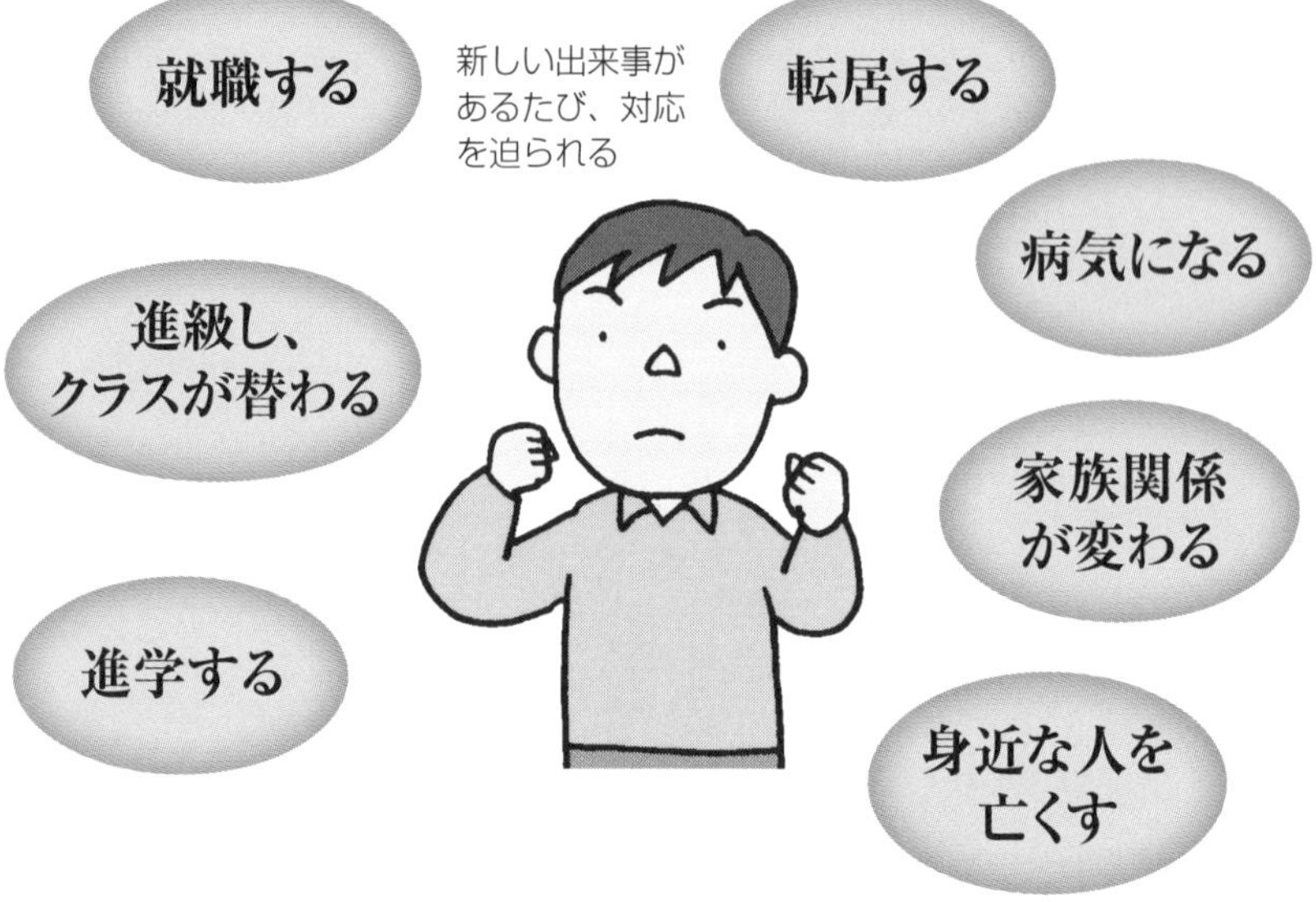
就職する
新しい出来事があるたび、対応を迫られる
転居する
病気になる
進級し、クラスが替わる
家族関係が変わる
進学する
身近な人を亡くす

「うまくやっていけないのでは」と不安になる

生きていく以上、柔軟に対応していかなければならないようなことはいろいろ起こるものです。環境・状況の変化に対して、だれしも多かれ少なかれ心の負担を感じるもの。環境が変化すれば、自分もまた、新しい環境に対応するために変化を迫られるからです。

対応は、つねにうまくいくとはかぎりません。つまずくこともあります。このつまずきを受け止めきれないとき、不安が強まっていきます。「うまくやっていけないのでは」という思いが強まるとともに不安はますます増大し、「うまくいかない」と悩みが深まっていくのです。

「うまく対処できない」から悩んでいる

悩みとは思いわずらうこと、心の苦しみなどと言い換えられます。悩みの底には、自分が周囲の環境や状況に対処できないのではないかという適応不安や、自分は適応できない、対処不能と感じる無力感があります。

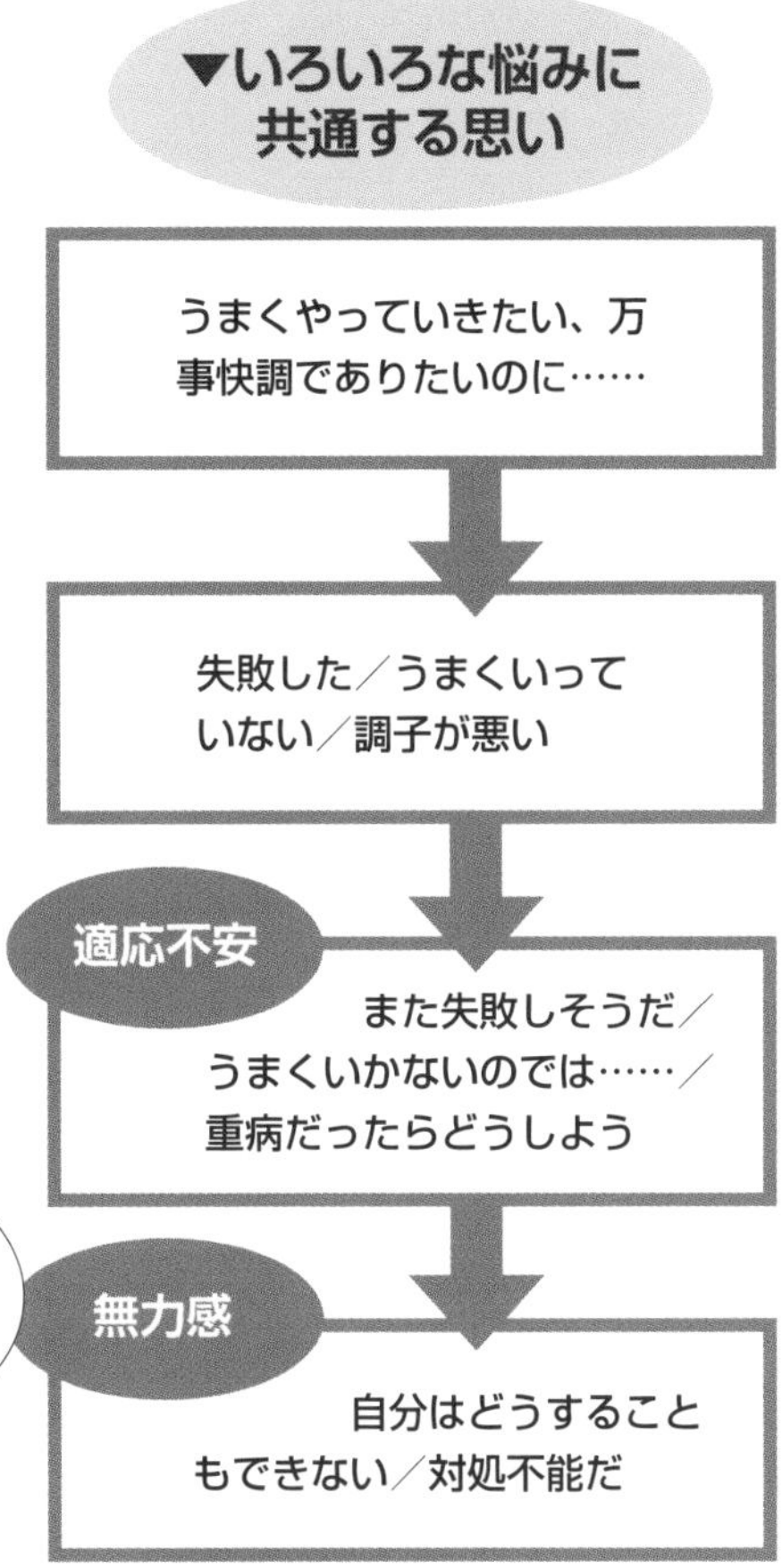
▼いろいろな悩みに共通する思い
うまくやっていきたい、万事快調でありたいのに……
失敗した／うまくいっていない／調子が悪い
適応不安
また失敗しそうだ／うまくいかないのでは……／重病だったらどうしよう
無力感
自分はどうすることもできない／対処不能だ

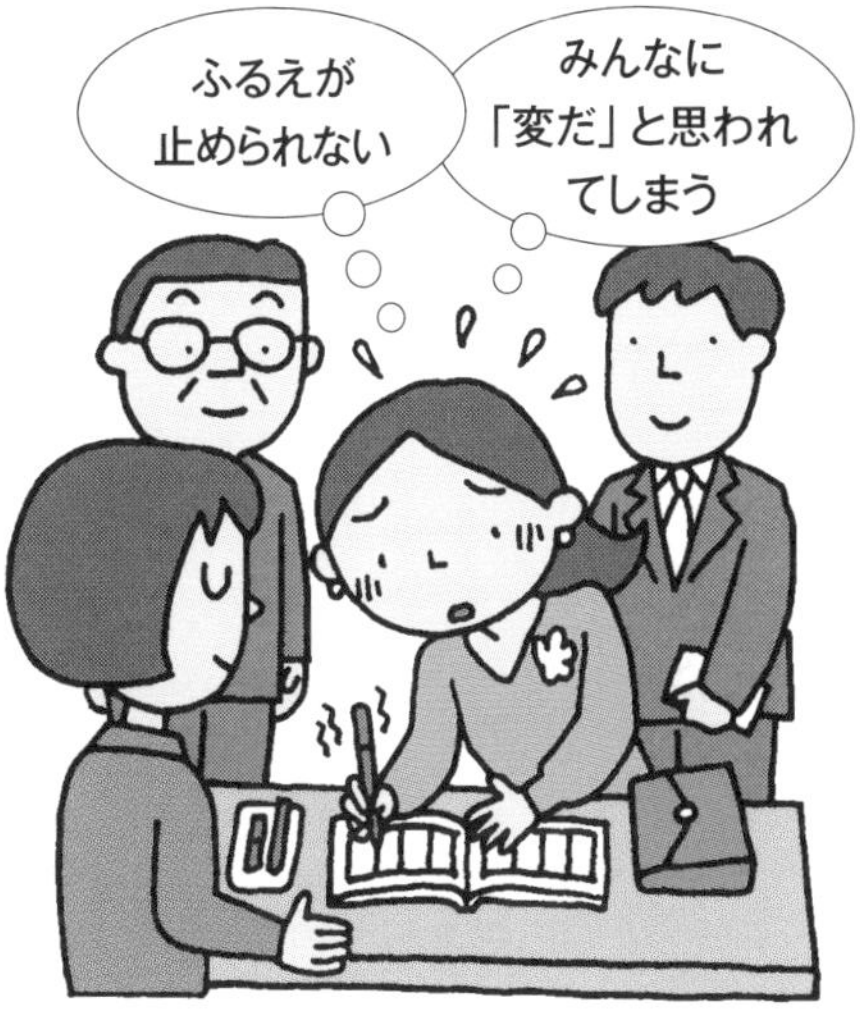
ふるえが止められない
みんなに「変だ」と思われてしまう

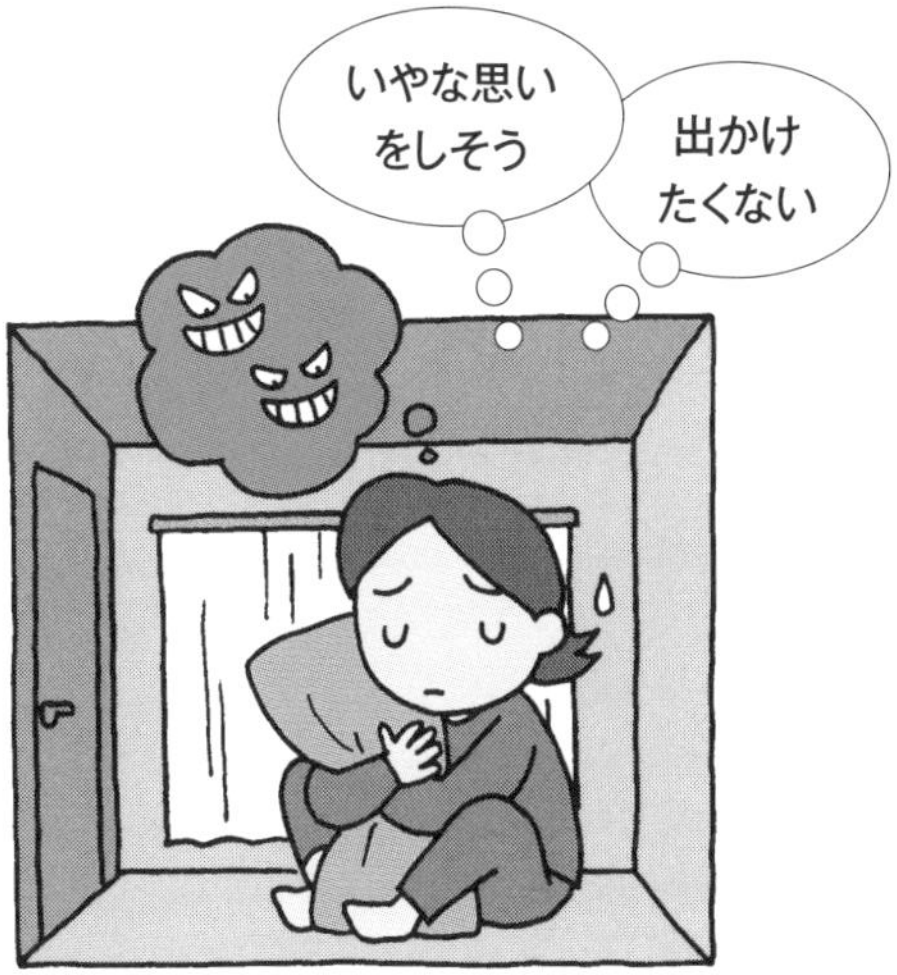
いやな思いをしそう
出かけたくない

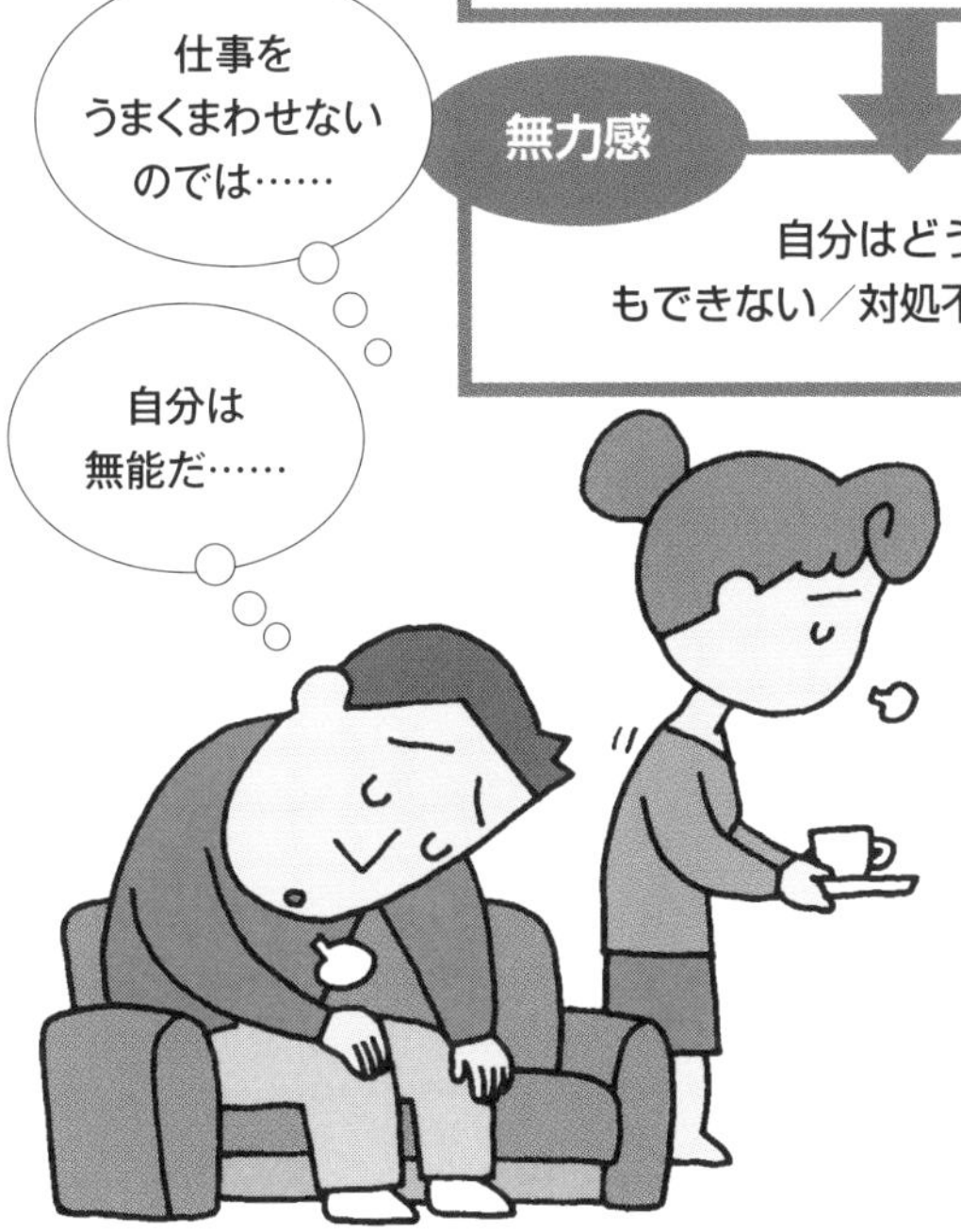
仕事をうまくまわせないのでは……
自分は無能だ……

不安の発生①

人生のさまざまな局面で不安が生じるのは自然なこと

人間は生まれた瞬間から変化への対応を迫られ、どうにかして適応しながら生きていきます。人生の局面に不安はつきものですが、その不安が悩みの種になることもあります。

子どもにも大人にも悩みの種はある

子どもは、心身ともに生じる大きな変化に直面します。大人になればなったで、社会生活でも家庭生活でも主体的に対処していかなければならないことが増えていきます。

児童期

現代社会では悩みの低年齢化がみられます。親子の関係がまだまだ近いこの時期、「よい子でなければならない」という思いが、生きづらさにつながることも。

思春期

自分自身の人格を形成していくこの時期は、まさに人生の「春」で、大きな感情のゆれがみられます。親からのある程度の自立、学校をはじめ社会のなかでの仲間づくりが重要な課題であり、それについて悩むことも。

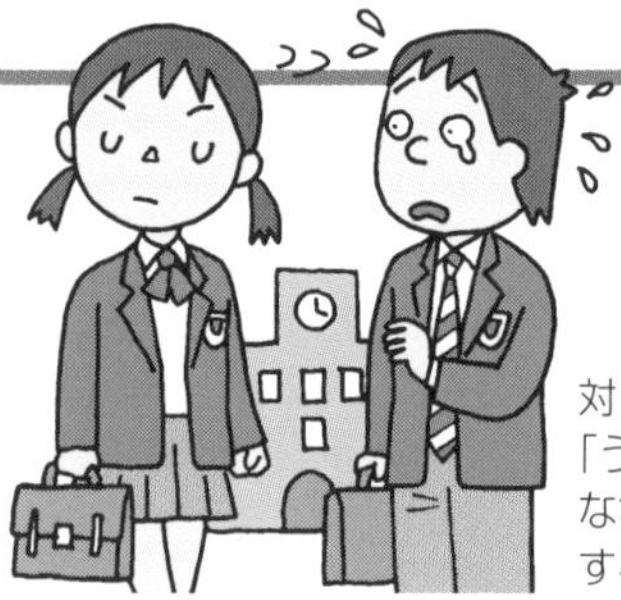

対人関係の「うまくいかなさ」を経験することも

青年期

どのような人生を歩んでいくか模索する時期です。社会に参入する際には挫折を経験することもあるでしょう。

成人期

自分なりの結論を出し、社会に居場所を見つけたり、自分の家庭をつくっていったりする時期。公私にわたり活躍の場が広がり、新しい人間関係もできていけば、悩みも多様になります。

「なにもかも完璧に」と思うほど悩みは増える

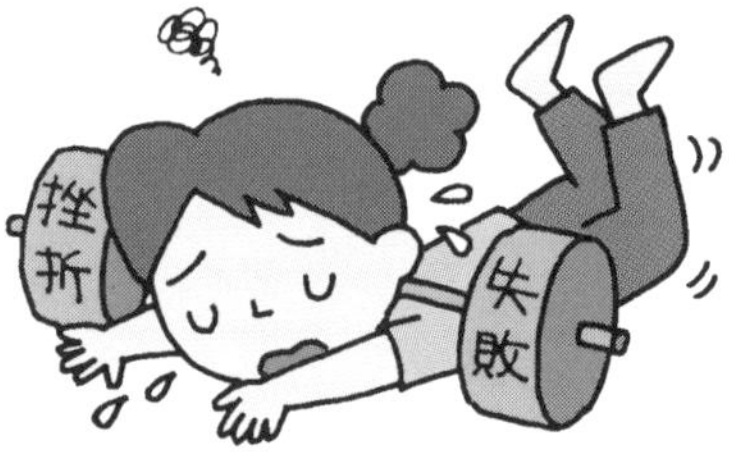

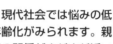

周囲の環境はつねに変化している

生まれてから命が尽きるまで、人生はいくつかの段階に分けてとらえることができます。これをライフステージといいます。

それぞれのライフステージで、達成を期待される課題は異なります。課題の達成とは、それぞれのライフステージで生じやすい出来事、環境や役割の変化に対応していくこと、と言い換えることができるでしょう。

長い人生のなか、身近な人々との関係や自分の社会的な役割などは変化していきます。いつ、どのような変化が生じるのかは一人ひとり異なりますが、変化とともに感情はゆれ動くものです。うまく対処できるか不安になることも多いでしょう。

不安の発生は自然なこと。すべてが悩みにつながるわけではありません。自然に生まれた不安が大きくなりすぎたとき、解決しにくい悩みとなるのです。

人生の半ばを過ぎてからも

年齢を重ねるにつれ、喪失という形での変化が増えていきます。不安や悩みをかかえることも少なくありません。

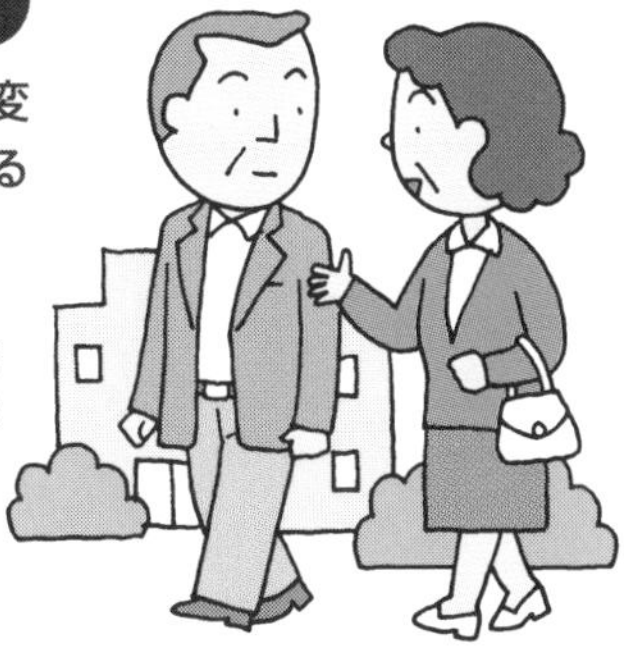

中年期は不安やうつをかかえやすい。「中年の危機」といわれる

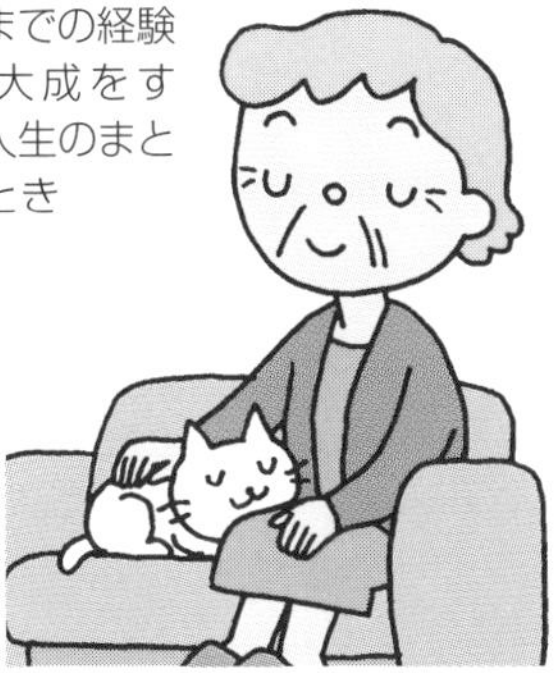

これまでの経験の集大成をする、人生のまとめのとき

中年期（60代くらいまで）

それまで築いてきたもの、当たり前のようにあると思っていたものが変わっていくことへの対処に悩むこともある時期です。家族や知人、友人の死といった喪失体験も増えます。

一方で、若さが失われた、自分の限界がみえたという思いが、自分が何者かを改めて問い直し、人生の再構築をしていくことにつながります。

老年期

生と死の問題がよりリアルなものとなってくる時期。体力、気力の衰えとともに自分の死を思い、死の恐怖、自分の老いをどのように受け入れるか悩むことも。

一方で、人間として成熟し、よりよく生を全うしたいという思いも強くなります。

不安の発生②

環境と個人の特性の不適合は不安を生みやすい

似たような出来事がもたらす変化に、そつなく対応していく人もいれば適応不安をかかえるようになる人もいます。その違いは、どこから生まれるのでしょう？

環境×個人の特性がもたらすもの

不安の生じやすさ、増大しやすさは、環境的な要因と、それぞれの人に固有の要因が関係していると考えられます。

環境

周囲の人、家庭や学校、職場、地域社会など

- 進学、就労などに伴う環境の変化
- 対人関係、家族関係の変化
- 加齢による身体的な変化
- 大切な人の死などの喪失体験

環境によってはだれでも不安をかかえやすくなる

個人の特性

発達の特性、性格傾向、安全感の強さ・弱さなど

- 発達の凸凹《でこぼこ》がみられる。発達障害の診断は受けていない場合でも、コミュニケーションが苦手などといった特性がある
- 家族をはじめ身近な人とのかかわりのなかで、安心・安全な感覚を得にくかった
- 心配性といわれるような性格傾向。生まれもった気質と、経験によって培われた傾向が混ざり合っている

同じような環境の変化を経験しても人によっては大きな不安を覚える

対応がむずかしい変化に直面すれば、より大きな不安をかかえやすくなる

だれでも同じようには適応できない

似通った体験をしても、「対処不能」という感覚をどれだけ強くもつかは人によって異なります。環境や状況の変化をどのように受け止めるかは、一人ひとりの性格や発達の特性などによって違うからです。個人の特性によっては、環境の変化に適応しにくいこともあります。

複雑化する現代社会。適応しにくさも増す

現代は複雑化しています。多様性（ダイバーシティ）の尊重、共生（インクルーシブ）社会の実現などが唱えられています。しかしそれは、多くの集団で同質性が求められ、異質な点をもつ者は排除されるという現実があるからともいえます。はた目にはとくに大きな出来事があったようには思えなくても、適応しにくさがある場合、本人は大きな不安をかかえ、悩み苦しむこともあります。

現代社会は生きづらい？

森田療法が確立された時代と現代とでは、社会状況は大きく変化しています。生きづらさを感じる人も増えていると考えられます。

同調圧力の強さ

大多数の人たちと同じように考え、行動するようにと、暗黙のうちにかかる圧力。同質であることを求められる社会では、その場に適応できないと生きづらい

年齢を重ねても いきいきと活躍する のが理想

デジタル技術 を駆使できな ければダメ

コミュニケーション が苦手では、世の中 やっていけない

情報化の進展

インターネットを介したつながりが増え、情報が氾濫する日々のなか体験によって学ぶ機会や、身体感覚を磨く経験は減っている。同調圧力を強める一因にもなっている

なにごとも 効率よく！

病は敵！ 健康 でなければ！

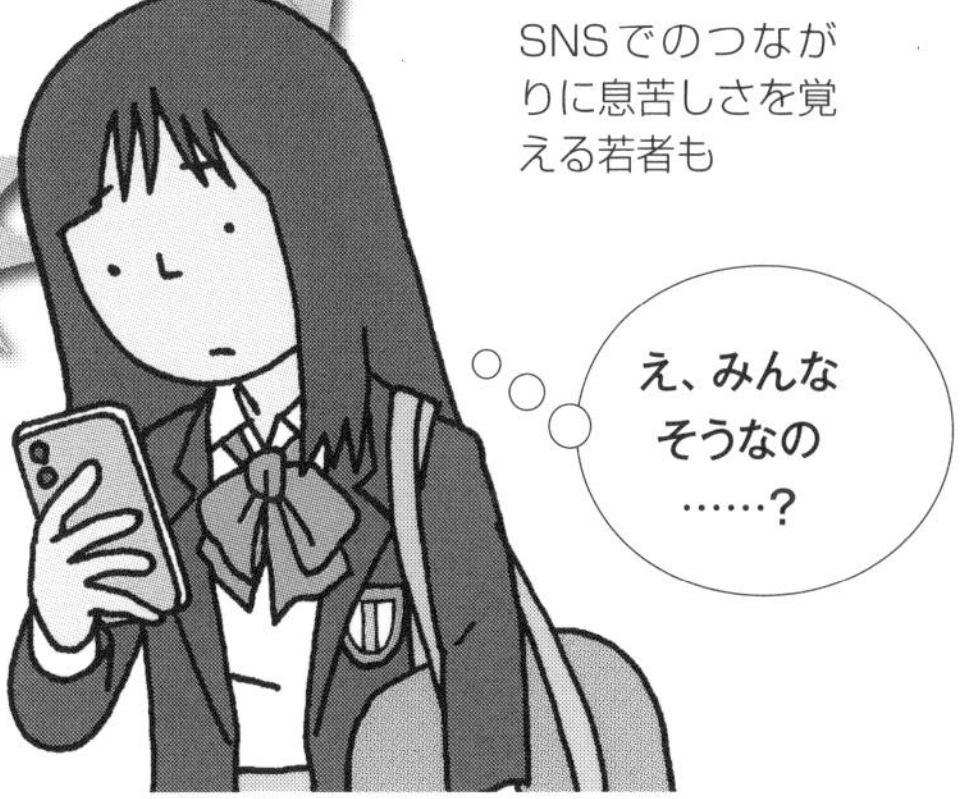

SNSでのつながりに息苦しさを覚える若者も

不安の拡大①

不快な状態に目を向け続けると不安は拡大していく

不安や不安に伴ういろいろな症状は、勝手に大きくなったり強くなったりするわけではありません。気になって注目することでふくれあがり、悩みの種になるのです。

不安拡大のプロセス

なにかのきっかけで心身に生じた不快な現象は、気にすれば気にするほど強まっていきます。

一次的反応として生じる不安

慣れないこと、危険なものなどに対して不安や恐怖が生じるのは自然な反応。緊張して発汗、ふるえ、頭痛や腹痛などの身体症状が生じるのも、めずらしいことではない

二次的反応として拡大する不安

苦痛であっても、その状況なら当然の反応を「あってはならないもの」として、注意を向けたり、抑えようとしたりする。そのためにかえって反応が大きくなっていく

三次的反応としてみられる変化

行動や人とのかかわり方などにも影響し、生活に支障が出てくることも

不安と恐怖は違うもの？

対処不能と感じる対象が明確でない場合を不安、特定されている場合を恐怖といいます。

「こういうもの」と思えないから悩みの種になる

環境が変わったり、不測の事態が生じたりしたときに不安や恐怖の感情が生まれるのは自然なことです。緊張したり体調が悪かったりするとき、不快な感覚や痛みなどが現れたりするのも、ごく自然な反応です。こうした一次的反応は避けようがないかわりに、本来は一時的な反応にすぎません。「こういうもの」「たまたま」と思えれば、そこで終わります。

不快な状態に注意が向くと、悪循環が始まります。不安をはじめとする心身の症状は、二次的、三次的に強まってますます気がかりなものになり、なんとかしたいと思い悩む日々が始まるのです。

悪循環が拡大をまねいている

不快な感覚・感情は、注目すればするほど強まります。それを取り除きたいという思いや行動との間にも悪循環が生じ、問題はより大きくなっていきます。

症状を強める精神交互作用

心身に起こった不快な症状に注意を向けることで症状が強まり、さらに悩みが深まっていくメカニズムを森田療法では「精神交互作用」と呼びます。

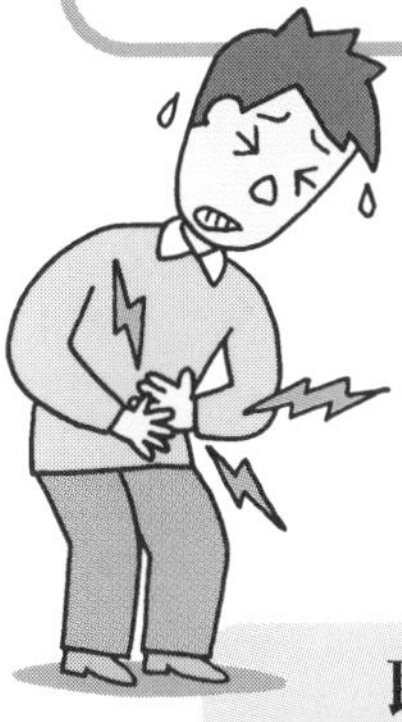

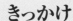

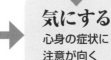

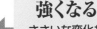

一次的反応

きっかけ

一次的な反応として不安や恐怖などの不快な感情、不快な身体症状が生じる

二次的反応

気にする

心身の症状に注意が向く

強くなる

ささいな変化も強く感じられるようになる

ますます注意が向く

不快な症状のことばかり考えるように

取り除きたい!

不快感を取り除きたい、避けたいと思うほど、うまくいかなさが意識される

取り除けない……

うまく対処できてない、失敗したという思いが強くなり、苦手意識が強まる

「思想の矛盾」が生じている

「こうあるべき」と考え自然な反応を取り除こうとする状態を、森田正馬は「思想の矛盾」と呼びました(→P45)。

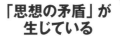

三次的反応

予期不安・予期恐怖

また起こったらどうしよう、うまくいかないのではないかという不安が募る。避けようがない状況におかれると考えるだけで恐ろしくなる

失敗を恐れる

失敗を恐れ、完全、完璧なものを目指すあまり、活動や作業に支障が生じる

拒絶を恐れる

現状を否定されることを恐れ、承認を求め続ける

回避する

不快な症状が生じそうな場面を実際に避けるようになり、行動範囲がいちじるしく狭くなる

不安の拡大②

「解消しよう」とすればするほどこじれる

だれも不安を強めたいなどとは思っていないでしょう。抑えよう、消し去ろうとしたくなるのも不思議ではありません。しかしその思いが強いほど、不安は拡大しやすくなります。

自分を否定しても解決にはほど遠い

不快な状態から逃れたい、解決したいと思うのはごく当たり前のことでしょう。しかし、心身に生じる一次的反応は、抑えようとすればするほど、強くなっていくものです。

　不安や恐怖のもとには「よりよく生きたい」という欲望があります。苦悩に満ちたものであれ、それを否定したり、取り除こうとしたりするのは、自分の欲望を否定することにつながります。「こんな状態ではダメだ」「こうあるべきだ」という「べき」思考が強いと、自己否定はますます強固なものに。問題はこじれ、悩みは深まる一方になりやすいのです。

不安と欲望は表裏一体

　不安でいっぱいなときには、それしかみえないものです。しかし、「対処できないかもしれない」という不安の裏には、「うまく対処していきたい」という欲望があります。

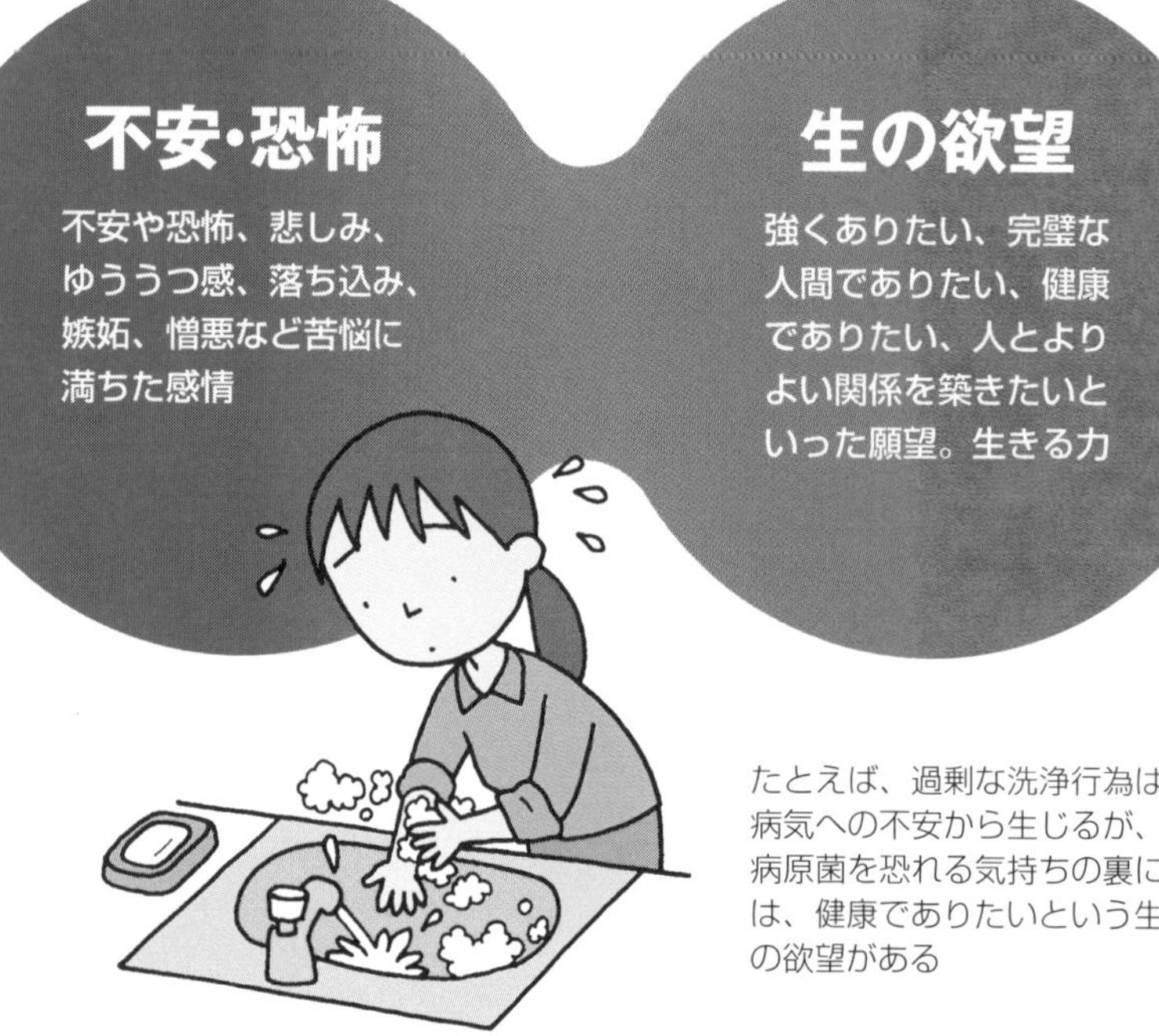

不安・恐怖
不安や恐怖、悲しみ、ゆううつ感、落ち込み、嫉妬、憎悪など苦悩に満ちた感情
生の欲望
強くありたい、完璧な人間でありたい、健康でありたい、人とよりよい関係を築きたいといった願望。生きる力

たとえば、過剰な洗浄行為は病気への不安から生じるが、病原菌を恐れる気持ちの裏には、健康でありたいという生の欲望がある

「よりよく」という思いが現状の否定に

「こうあるべきだ」という強い思いは現状の否定につながりやすいもの。あるべき状態に近づけようと思ってする取り組みが、むしろ不安をより強く、悩みをより深いものにしていきます。

心身の不快な症状を「なくすべきもの」とみなし、注視する。「よりよくありたい」という生の欲望が、不安や不安がもたらす症状を打ち消そうとエネルギーとして使われる

不安や恐怖

「こうあるべき」という考え
（「べき」思考→P42）

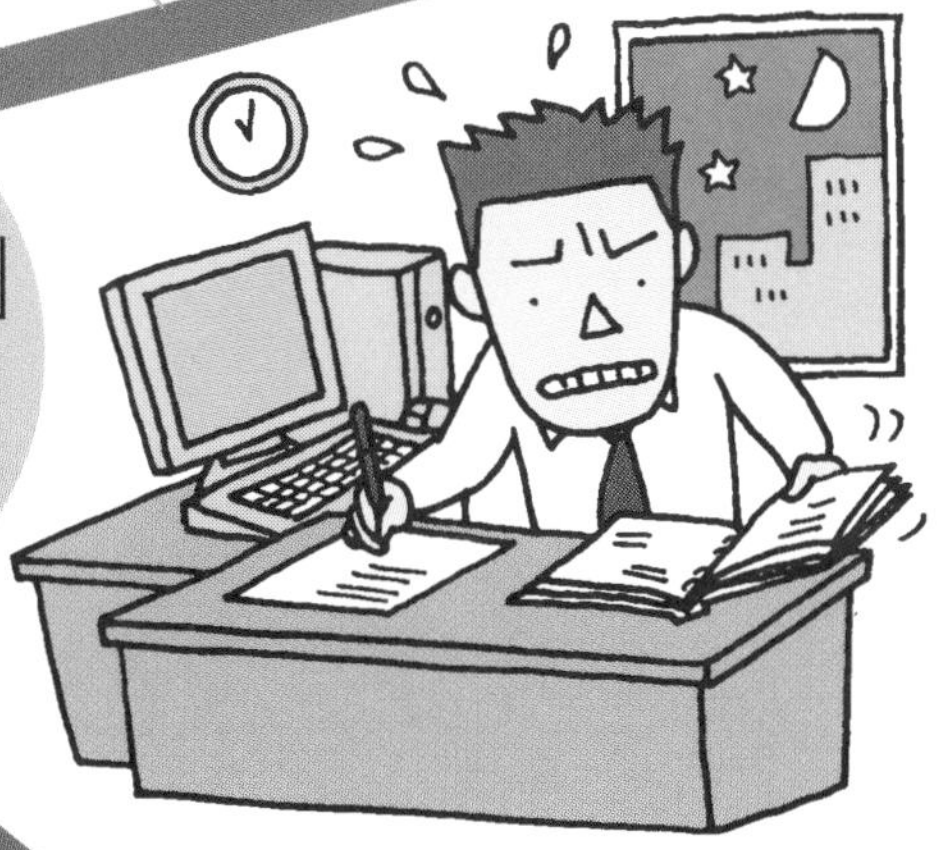

不安を消そうとして完全、完璧なものを求めようとすると、どこかで無理が生じることも

表裏一体の関係に気づけないと、生の欲望が不安を消すことに注がれる。それは自分で自分の一面を否定するのと同じこと（思想の矛盾→P45）

「よりよくありたい」という生の欲望は、「こうあるべき」という理想の状態に近づけようとする努力につながる

生の欲望
（生きる力）

悩む人の傾向①

不快な感情に耐えられない、打ち消したい

不安などのつらい感情にさいなまれるとき、その感情を否定し、「これさえなければ」という思いにかられます。しかし、否定すればするほど、つらい感情はますます強まっていきます。

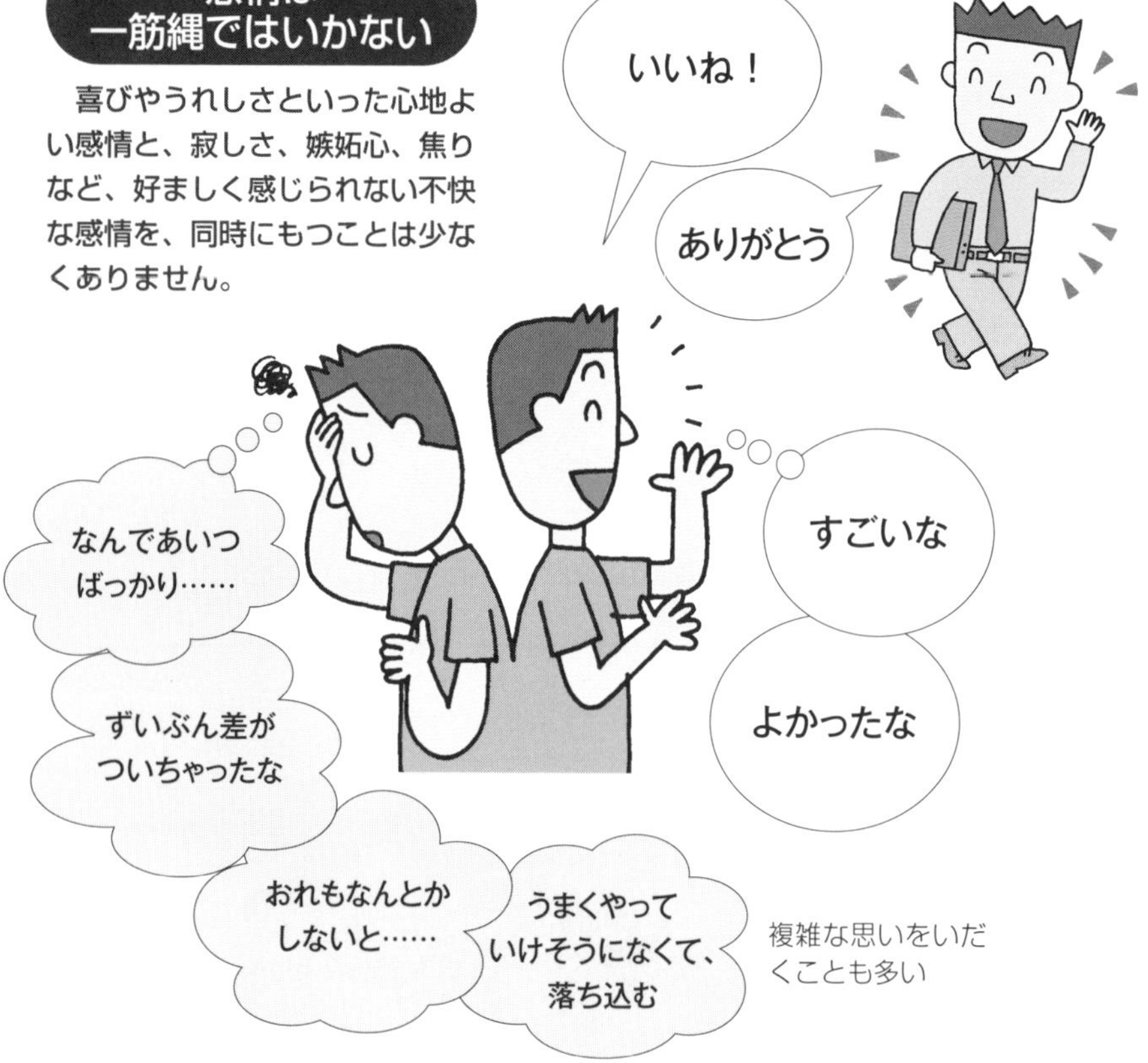
いいね！
ありがとう
すごいな
よかったな
なんであいつばっかり……
ずいぶん差がついちゃったな
おれもなんとかしないと……
うまくやっていけそうになくて、落ち込む
複雑な思いをいだくことも多い

感情は一筋縄ではいかない

喜びやうれしさといった心地よい感情と、寂しさ、嫉妬心、焦りなど、好ましく感じられない不快な感情を、同時にもつことは少なくありません。

不快な感情も自然にわき起こるもの

感情は、なにかの刺激を受けて自然に発生するものです。たとえば、思いもよらない事態が起きてびっくりすることがあります。「思いがけない事態」という刺激が、自然に驚きの感情を発生させたのです。「びっくりしよう」と思ったところで、驚くことはできません。同様に、喜びなどの心地よい感情も、嫉妬や羨望、不安や恐怖、怒りなどの不快な感情も、自然にわき起こるものです。

不快な感情は「自然なもの」と思えず、打ち消したくなるものです。しかし、それが、かえって不快さを強調することにつながっているのです。

不快な感情に耐えられずにしやすいこと

自然に発生した嫉妬や悲しみ、怒りなどの不快な感情に耐えられず、感情をコントロールしようとすると、かえって問題が大きくなります。

「しない」「できない」理由にする

不快な感情に苦しんでいるせいで、いろいろなことがうまくいかないと嘆き、なにもしたくない、なにもできないなどと動き出せなくなることもあります。

認めず、否定しようとする

心地よい感情しか認めず、不快な感情を否定しようとすればするほど、否定したい対象に注意が集中します。結果的に不快な感情が強まっていきます。

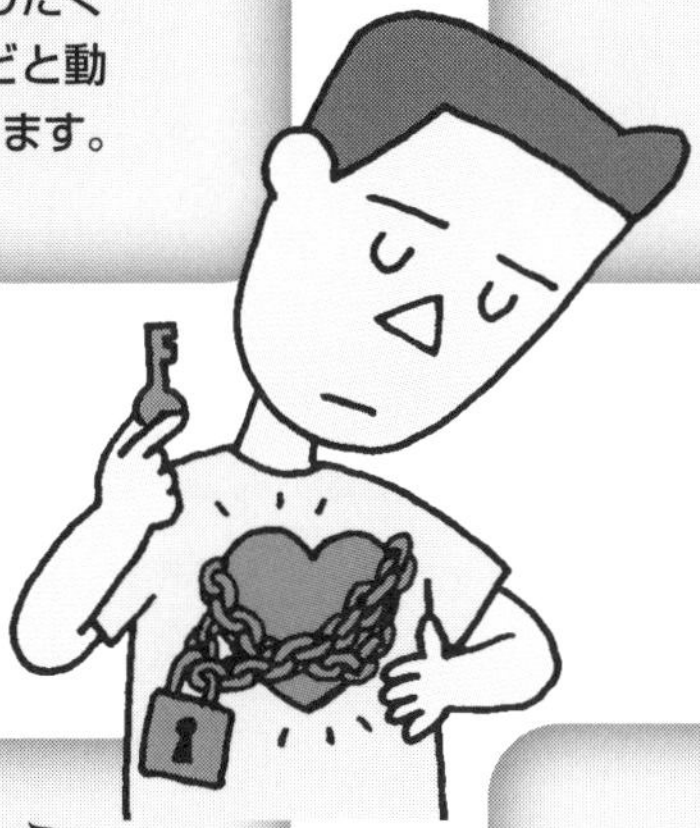

不快なものであっても感情は自然にわき起こるもの。閉じ込めようとしてもうまくいかない

不快になりそうなことは徹底的に避ける

不快な感情が強まりそうな状況は徹底的に避けよう、回避しようとします。人とのかかわりを避け、ひきこもるなど、問題はより大きくなっていきます。

完全・完璧を目指す

不快な感情を取り除くため、あるいは不快な感情が起こらないように、人間関係も自分の活動や仕事も、非の打ちどころのない完全・完璧なものであることを目指します。

しかし、完全・完璧な状態の実現はむずかしく、悩ましさは増えるばかりです。

悩む人の傾向②

「かくあるべき」という理想に縛られている

かくあるべき――つまり、「こうありたい」「こうあるべきだ」という理想をもつからこそ、向上心が生まれます。しかし、かたくなに理想を守ることは、悩みを深めるもとにもなります。

「かくあるべき」という考えが強すぎる

「かくあるべき」という考え（「べき」思考）、あるべき理想の実現を求める「べき」主義を貫くことは、賞賛に値する場合もあります。

ただ、理想と現実はしばしば食い違うものです。自分の力ではどうにもならないことにまで「べき」主義を押し通す生き方は、どこかで必ず挫折します。森田療法では、「かくあるべき」という理想と、「かくある」自分の現実のギャップに苦しむことが、悩みを強める要因になると考えます。

次の局面に向かうためには、現実の状況に応じて、理想の姿を柔軟に変化させていくことが必要な場合も多いのです。

自分を縛ってしまう「べき」主義

悩みをかかえる人は、さまざまなことに対して「～であるべき」と思い込んでいる傾向があります。そのために身動きがとれなくなり、素直に生きることができなくなってしまうのです。

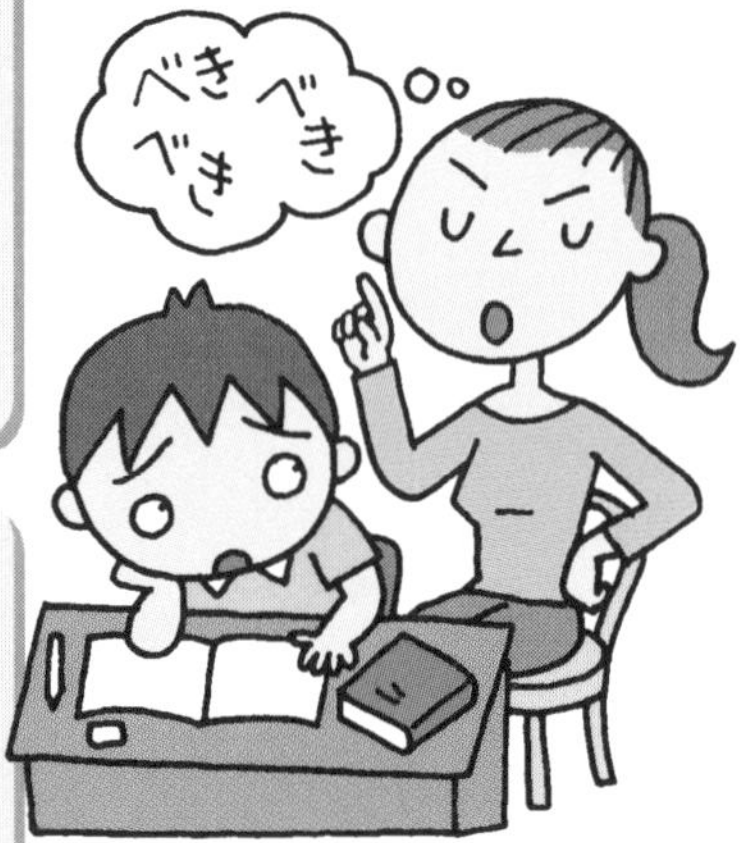

理想像にとらわれている

「～であるべき」という考え方で自分の理想像を追い求めている人は、現実を無理にでも理想に近づけようとします。その枠に当てはめるために、なんでも自分でコントロールしようとします。

人より優れている「べき」

高い理想を追い求めているぶん、プライドも高く負けず嫌い

感情のコントロール

自分の「べき」主義の邪魔になる不快な感情は、なんとしても取り除こうとする

白黒はっきりさせる「べき」

ダメと思ったら絶対にダメ。ものごとをあいまいなままにしておくことが苦手

親としての「べき」主義

子どもに対しても、「理想の子ども像」に当てはまる存在になることを期待する

完全である「べき」

仕事や勉強など、完璧にこなそうとして、手を抜くことができない

現実と理想のギャップに悩む

「かくあるべき」理想の自分と、等身大の「かくある」自分には食い違いがあるもの。こうありたいという願望が強ければ強いほど、現実の自分の姿に悩むことになってしまいます。

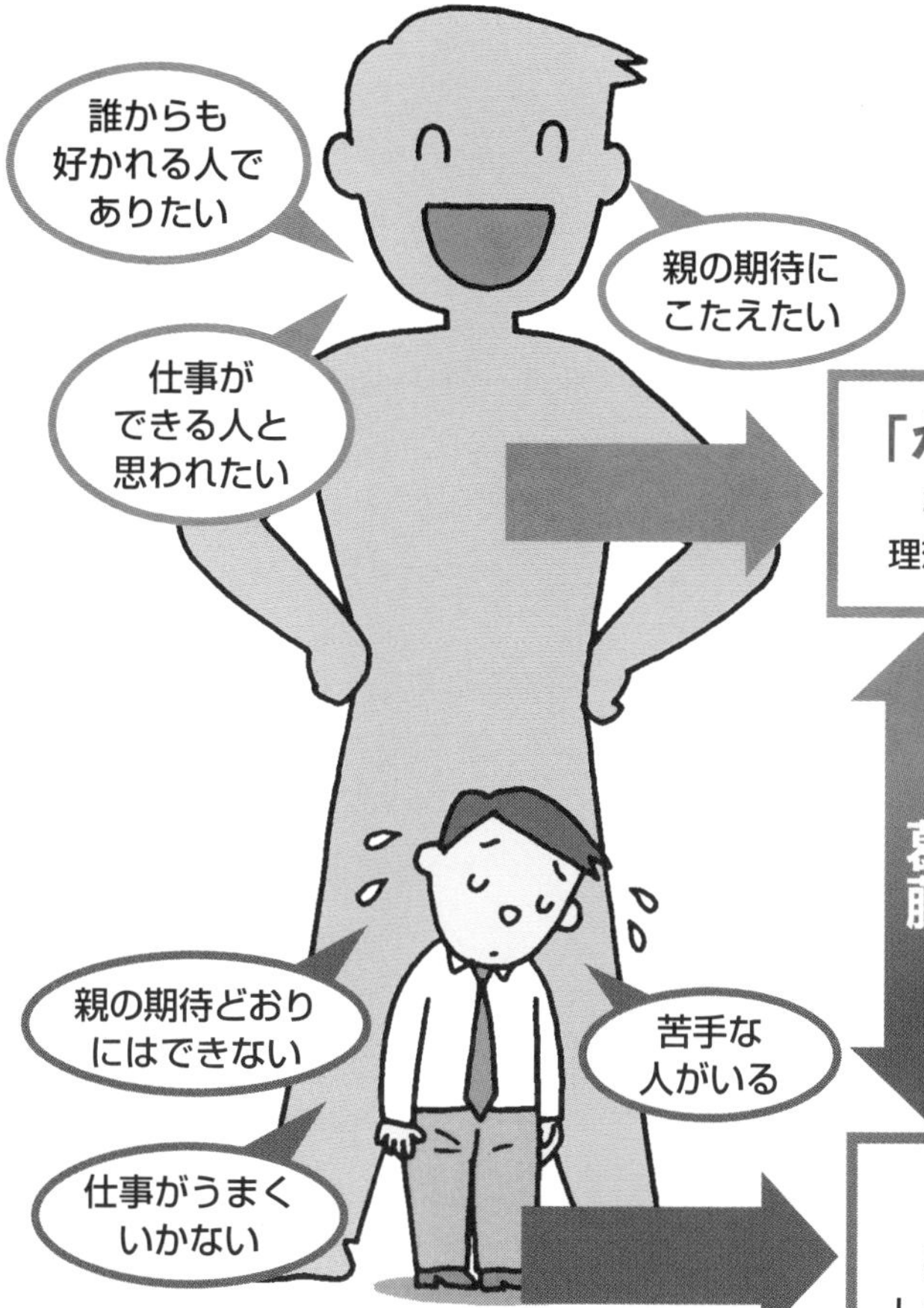
誰からも好かれる人でありたい
親の期待にこたえたい
仕事ができる人と思われたい
親の期待どおりにはできない
苦手な人がいる
仕事がうまくいかない

「かくあるべき」という自分

あれもこれもできて、有能な自分。
理想の姿ですが、実体はありません。

葛藤

理想と現実の差を埋められない

「かくあるべき」自分を求め続けると、「かくある」自分を受け入れることができません。理想と現実のギャップが生まれ、苦しむことになってしまいます。

「かくある」自分

思ったとおりにはいかないことばかり。
しかし、それが現実の自分の姿です。

「べき」思考は、理想の自分の姿を肥大化させる。不安を強め、悩みを深める要因のひとつになる

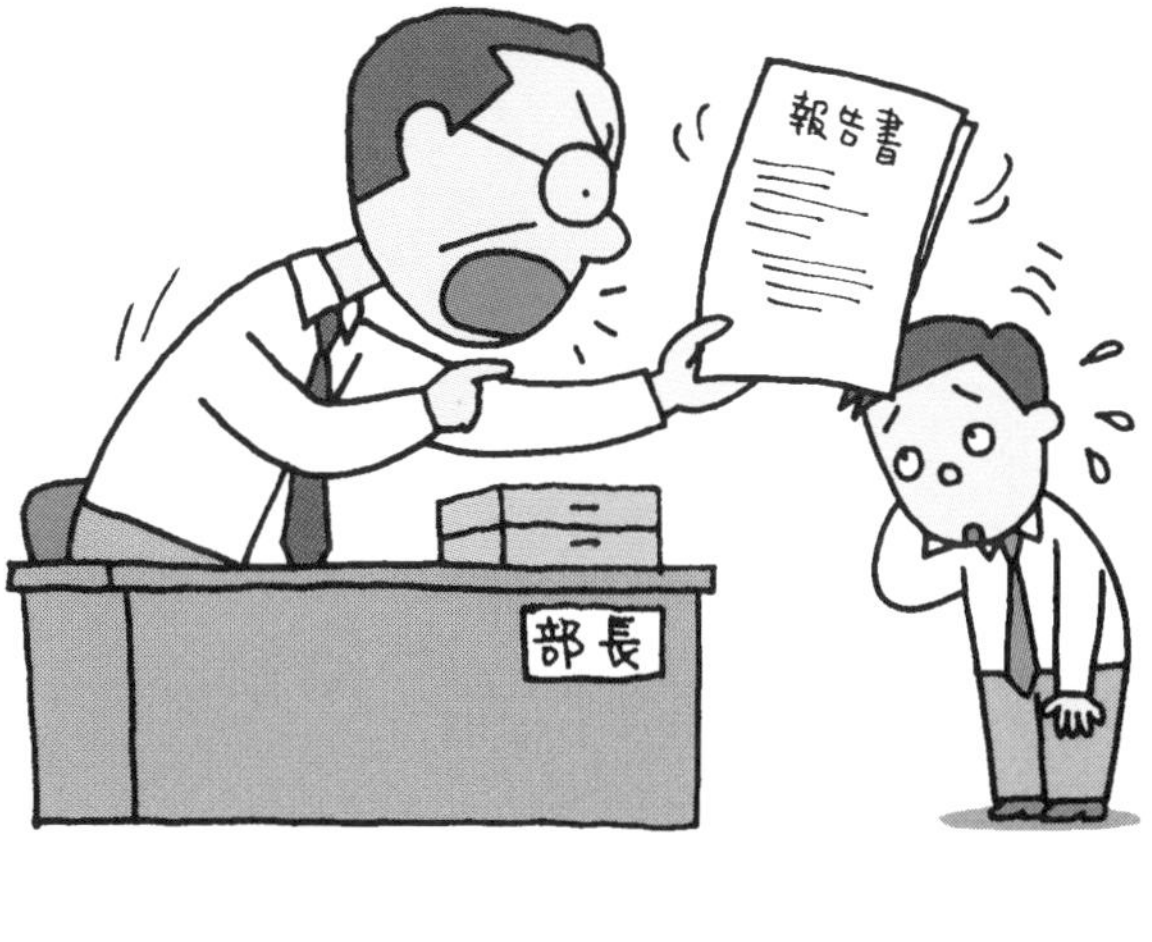
報告書
部長

現実の自分は万能ではない。それを思い知らされることもしばしば

悩む人の傾向③

他者からの承認を求め、拒絶を恐れる

自分で自分を受け入れられない人は、他者の評価を求め続けます。ほかの人がどう思うか、自分は変に思われていないかと周囲の反応を気に病み、悩みをかかえやすくなります。

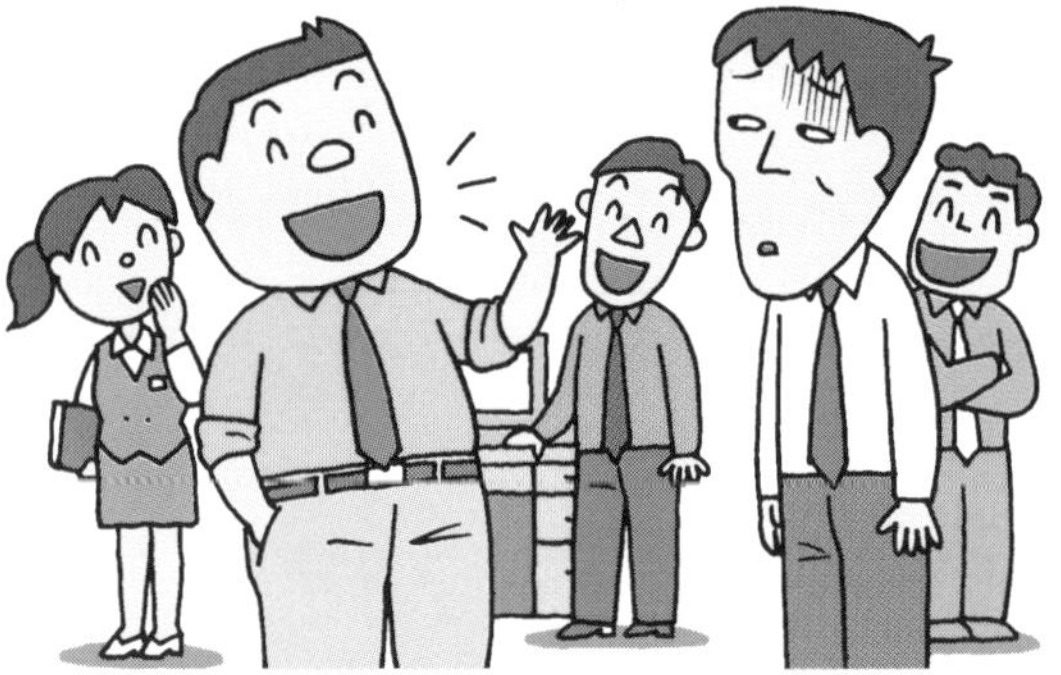

他者の言動をすべて自分に関連づける

ほかの人にどう思われているかを気にするあまり、他人の言動を、すべて自分に対する評価と考えがちです。

相手の言動の意味を考えすぎて思い悩む

〈相手〉		〈自分〉
笑う 話の内容がおもしろくて笑っただけ。他意はまったくない	→	**笑われていると思う** 自分の言動にどこか変なところがあって、嘲笑されたのではないか
沈黙する だれと話していても会話が途切れる瞬間はあるので、とくに気にしていない	→	**嫌われていると思う** 自分を嫌っている、あるいは自分の話がつまらないから黙ったのではないか

自分を愛せないから他者の評価に依存する

人と接する場面に強い不安を覚えるというのは、引っ込み思案というより、自分を愛せない人がかかえやすい悩みです。

自分をあるがままに受け入れ、自分らしく生きていると実感できるとき、人は自分を愛することができます。しかし、うまくいかないときでも受け止めてもらえたという経験がなかったり、「理想の自分」に縛られていたりすると、ありのままの自分でよいと思えません。他者からの評価、賞賛を求めるようになっていきます。

結果として他者の存在を過剰に意識し、思うような反応を得られないと思い悩んでしまうのです。

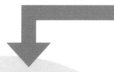

他者の評価にとらわれ、行き詰まる

自分を受け入れられない人がほかの人の思惑をひどく気にするのは、相手を気づかってのことではありません。相手の心にうつる自分の姿を見ているのです。

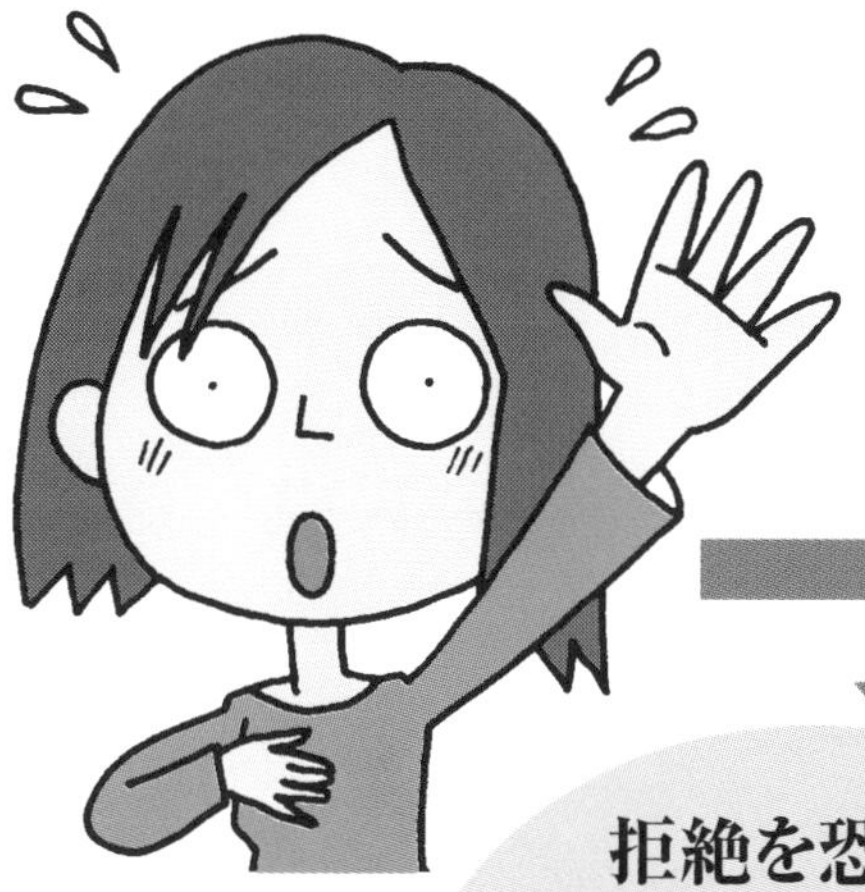

自分を認めてほしい

つねにほかの人から認められ、賞賛を得られるような「理想の自分」であれば満足できる。悩まずにすむ

拒絶を恐れる

自分を受け入れてもらえるか、うまくいかない自分は受け入れてもらえないのではないか、つねに不安をかかえている

自分はダメ、失敗したと苦しむ

ほかの人の反応に過敏になり、思うような反応を得られないと劣等感や不安、抑うつなどに苦しむことに

結果的に……

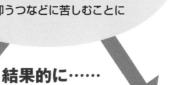

迎合する

非難、否定を恐れ、自分がどうしたいかより、相手に合わせようとする

孤立する

ほかの人に受け入れられなかったり、認められなかったりして深く傷つくくらいなら、だれにも会いたくないと思い、対人場面を避けるようになることも

森田療法を知る
キーワード

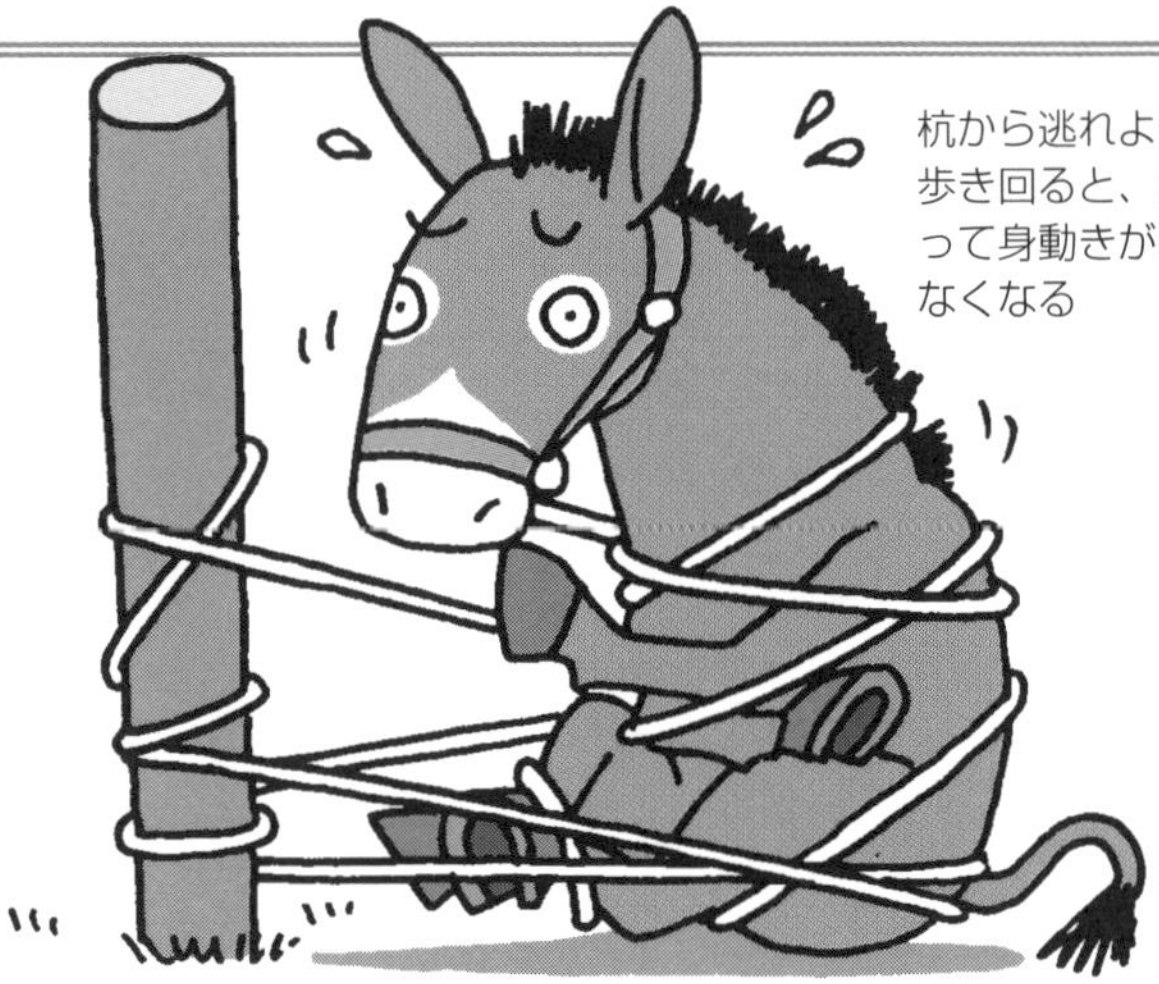

杭から逃れようと歩き回ると、かえって身動きがとれなくなる

もがけばもがくほど自由を奪われる

縄で杭につながれたロバが自由になろうと歩き回ったところで、縄をふりほどくことはできません。かえって杭に縄が絡み、身動きが取れなくなってしまいます。

自由になろうともがくことで、ますます自由を奪われてしまう状態を、このがんじがらめのロバにたとえて「繫驢桔」といいます。もともとは禅の世界で使われてきた言葉です。

繫《け》驢《ろ》桔《けつ》

**なにやらむずかしい言葉ですが、
繫驢桔とは「杭（桔）につながれたロバ」のこと。
悩みから自由になりたいともがく人のたとえです。**

悩む人の心理はまさに「繫驢桔」

悩み苦しんでいる人の心の状態は、身動きがとれないロバと同じです。不安や恐怖から逃れようとすると、かえってその感情が強く意識されます。それでもなんとかしたいともがき続ければ、不安や恐怖にとらわれ、身動きがとれなくなってしまうことになります。この状態はまさに「繫驢桔」です。

杭につながれていても、無理にふりほどこうとしなければ、ロバは草でも食《は》みながらゆったり過ごせます。悩みもまた同じです。不安や恐怖という縄に縛られているようでも、そのままがまんしていれば、けっこう、いろいろなことができるものです。

繫驢桔の「桔」は「橛」と書くこともある

第3章

「あるがまま」でいるために

森田療法の目的は、不安や恐怖を消し去ることではありません。
不安を不安として受け止めながら、
あるがままに、日々の生活ができるようになることを目指します。
そのためには、まず、自分をよく知ること、
不安を拡大させないコツを知ることが大事です。

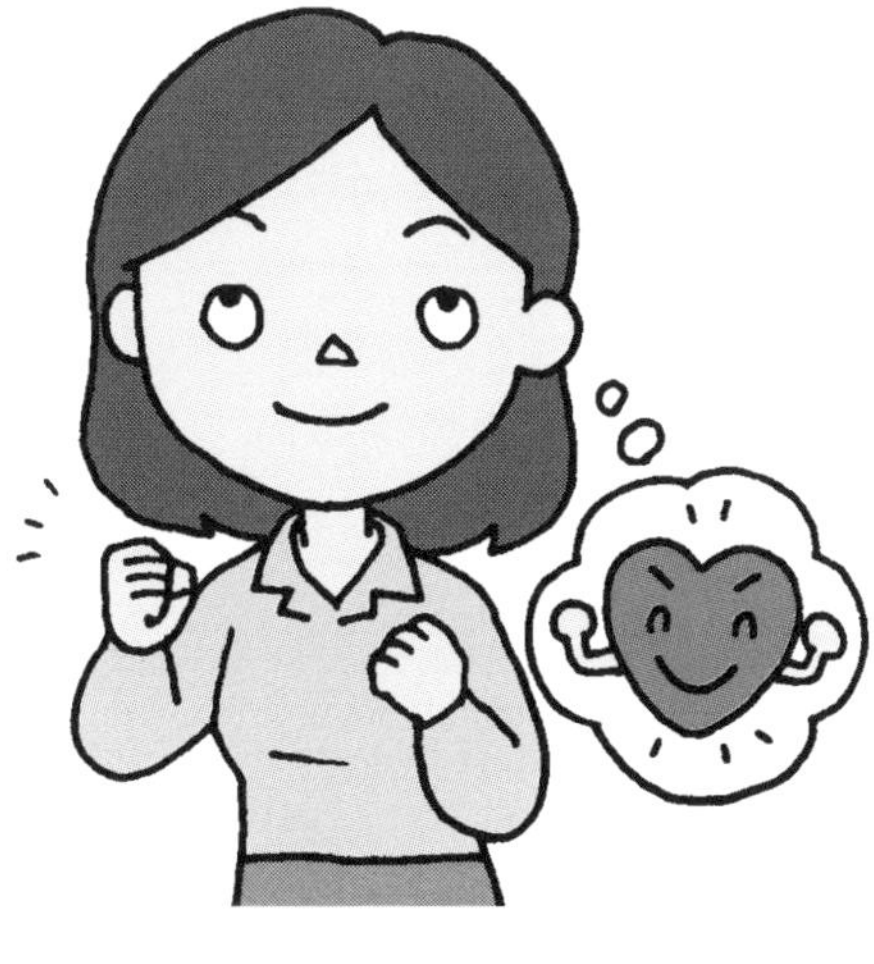

原則①

森田療法が目指すのは「あるがまま」に生きること

森田療法では、「こうでなくては」「こうあるべきだ」という思い込みから抜け出し、自分をあるがままに受け入れ、動き出せるようになることを目指します。

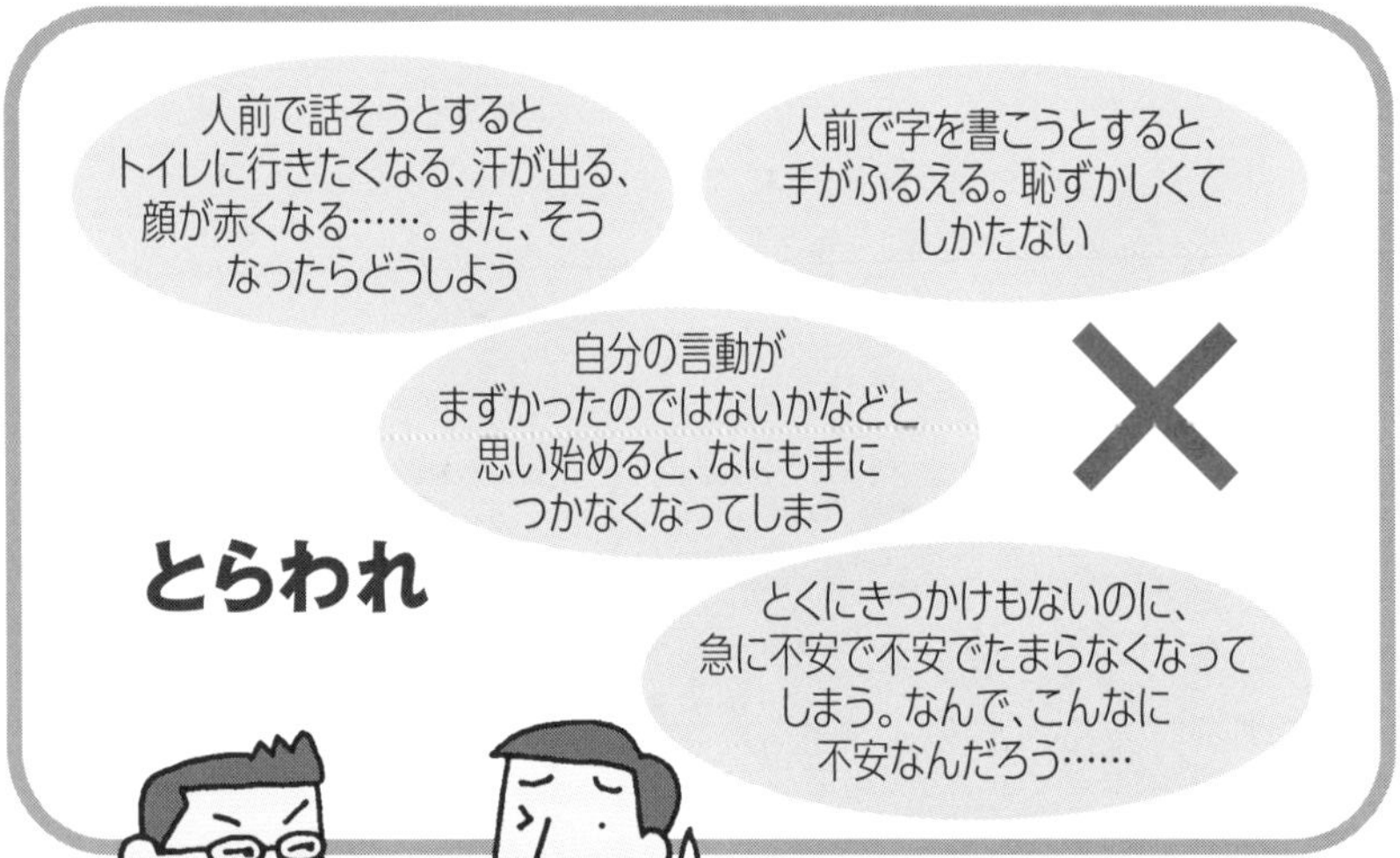

とらわれ
人前で話そうとすると
トイレに行きたくなる、汗が出る、
顔が赤くなる……。また、そう
なったらどうしよう
人前で字を書こうとすると、
手がふるえる。恥ずかしくて
しかたない
自分の言動が
まずかったのではないかなどと
思い始めると、なにも手に
つかなくなってしまう
とくにきっかけもないのに、
急に不安で不安でたまらなくなって
しまう。なんで、こんなに
不安なんだろう……
×

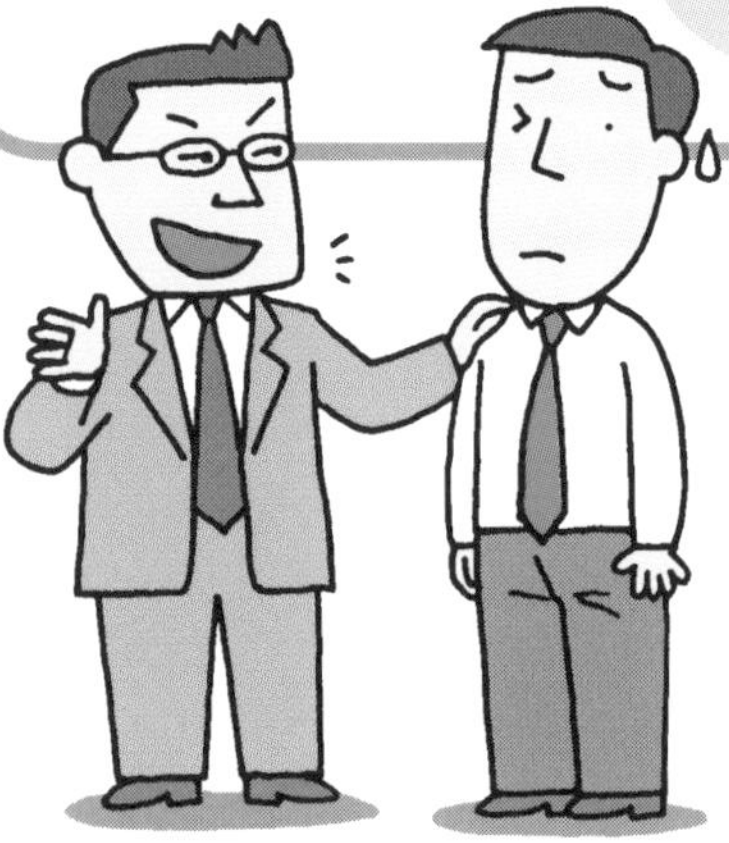

恐怖や不安は、なくしたいと思えば思うほど、かえって増幅していく

あるがままの自分を受け入れていく

悩みの具体像はいろいろですが、いずれにせよ「この悩みさえなくなれば」と思っているうちは、なかなか悩みから脱却できません。

森田療法では、悩み苦しむ自分も「あるがまま」に受け入れて踏み出すことで、とらわれから抜け出せると考えます。

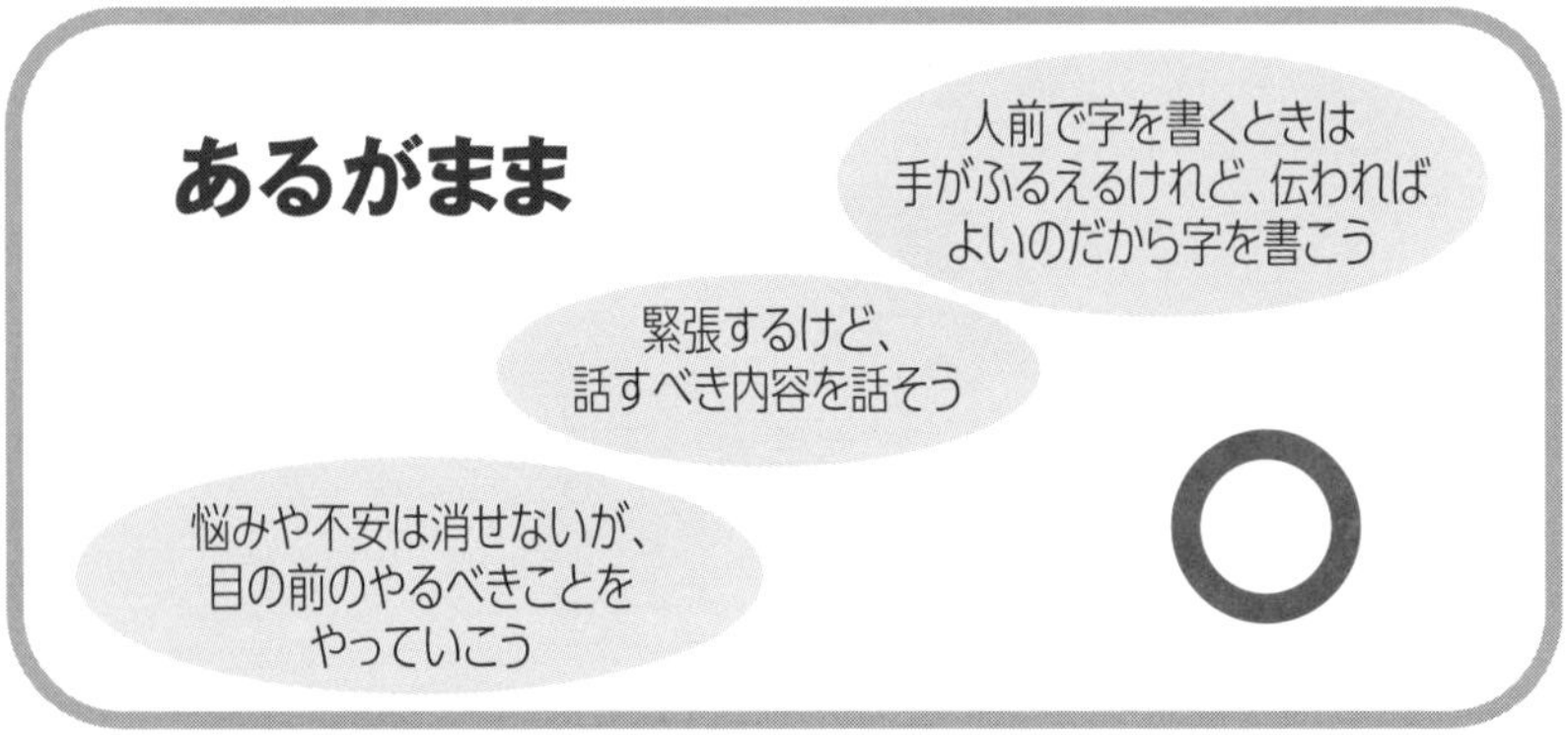

あるがまま
人前で字を書くときは
手がふるえるけれど、伝われば
よいのだから字を書こう
緊張するけど、
話すべき内容を話そう
悩みや不安は消せないが、
目の前のやるべきことを
やっていこう
○

自分のなかにある自然な力にさからわない

森田療法では、原因はなんであれ、不安や恐怖にとらわれたがんじがらめの状態を抜け出すには、自然にさからわないことが大切と考えます。

それは、さまざまな感情にさらされている等身大の自分を、飾らず、すべてをそのままにとらえるということです。これを「あるがまま」と呼びます。

ただし、「『あるがまま』でなければ」と思い詰めるのは、「あるがまま」とはほど遠い状態です。

「形」を整えることで心に変化が現れる

日本には「形から入る」という言葉があります。森田療法でも、行動や実践という「形」を変えることを重んじます。そうするうちに、自分自身の自然で豊かな感情に気づき、不快な感情をも「あるがまま」に受け止められるようになっていくのです。

抜け出すためには両輪が必要

とらわれの状態から抜け出すには、不快な感情や感覚を「あるがまま」に受け入れるだけでなく、悩みのかげで見えにくくなっている生きる力を発揮し、行動していくことが大切です。

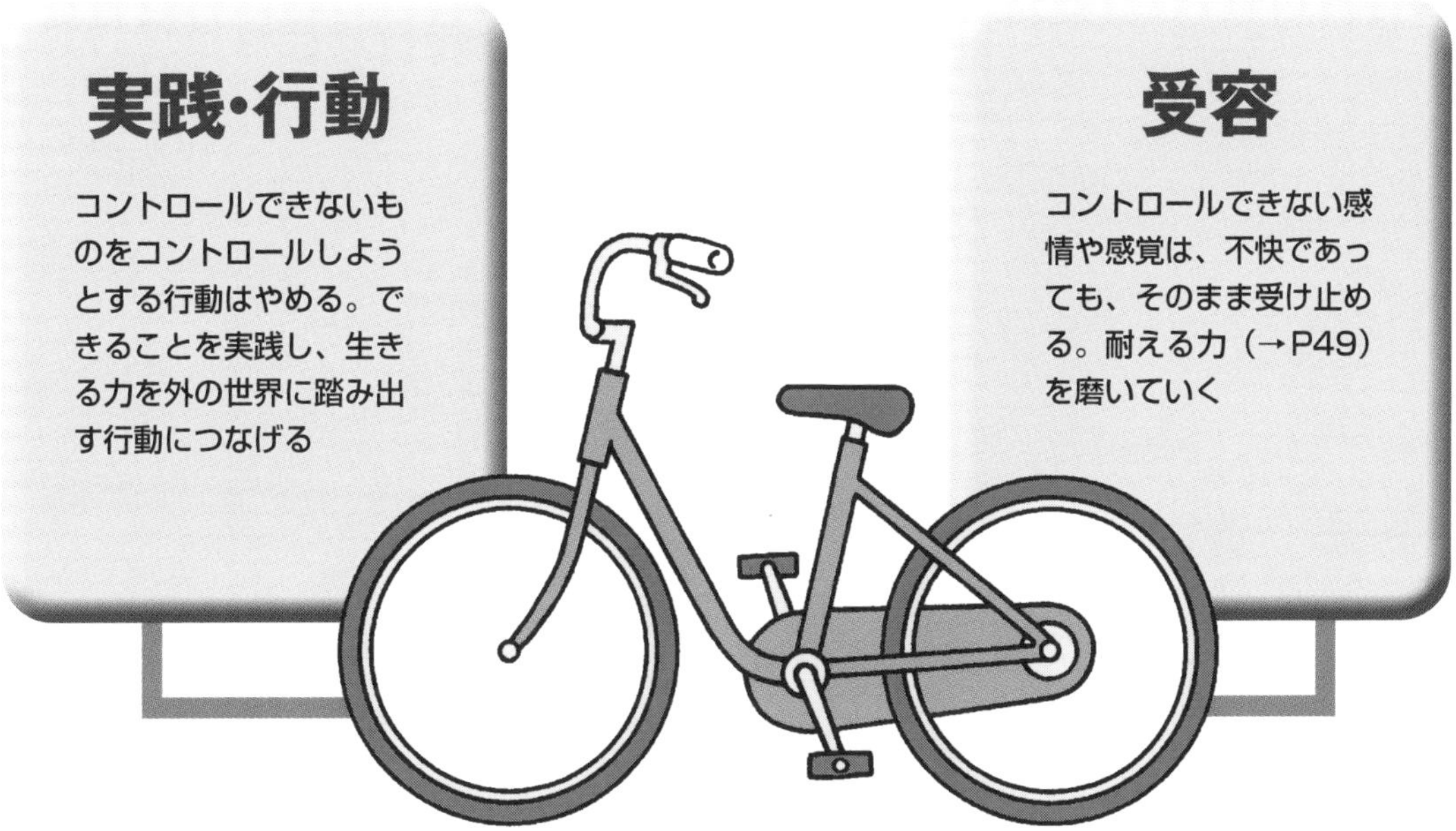
実践・行動
コントロールできないものをコントロールしようとする行動はやめる。できることを実践し、生きる力を外の世界に踏み出す行動につなげる
受容
コントロールできない感情や感覚は、不快であっても、そのまま受け止める。耐える力（→P49）を磨いていく

原則②

「べき」思考を削り、「生きる力」をふくらませる

あるがままでいることをむずかしくしているのは、「頭でっかちな自分」です。
森田療法とは、自己のあり方を意識的に変えていく取り組みでもあります。

「頭でっかち」な自己のあり方を変える

無心でいるときは、周囲の状況や心身の状態をあるがままにとらえることができます。また、目の前のことに没頭しているときには、あれこれ考えなくても体は自然に動きます。こうした心身の自然な働きを内的自然といいます。

一方、自己意識はほかのだれでもない自分を見つめ、どうすればよりよい自分、理想の自分に近づけていけるのかを考える頭の働きです。決して悪いものではないのですが、その働きが強すぎると内的自然と不調和を起こしやすくなります。「あるがまま」でいるには頭でっかちな自己のあり方を変えていくことが大切です。

強すぎる自己意識がもたらすもの

自己意識とは、自分自身に向けられる注意のことをいいます。「べき」思考は自己意識を強め、強すぎる自己意識は、自分自身を否定し、問題をこじらせることにつながります。

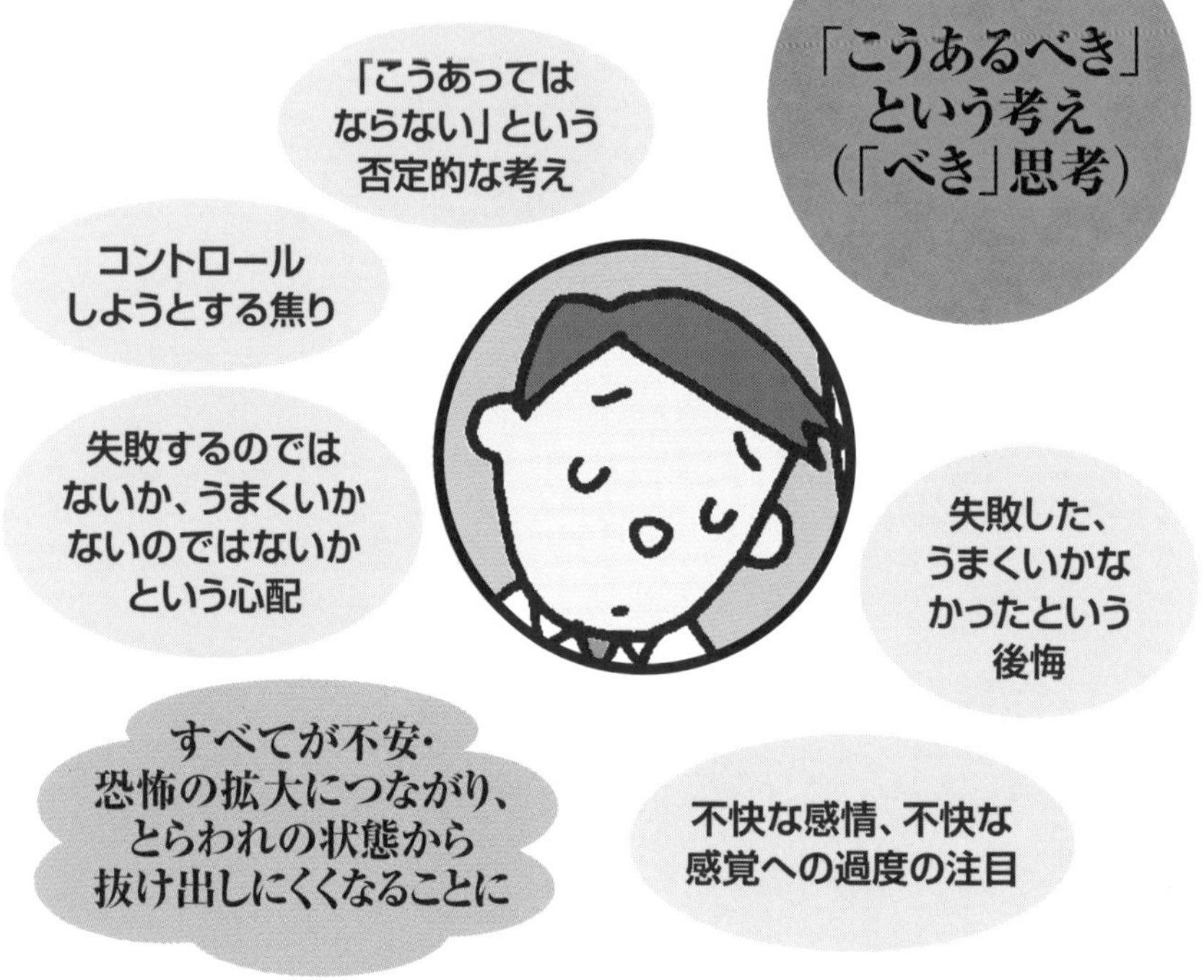

「こうあるべき」という考え（「べき」思考）
「こうあってはならない」という否定的な考え
コントロールしようとする焦り
失敗するのではないか、うまくいかないのではないかという心配
失敗した、うまくいかなかったという後悔
不快な感情、不快な感覚への過度の注目
すべてが不安・恐怖の拡大につながり、とらわれの状態から抜け出しにくくなることに

不安定な自己のあり方を安定したものにする

「あるがまま」を体現するために必要な作業は、大きく３つにまとめられます。その作業を通じて、不安定な自己のあり方は安定したものに変わっていくのです。

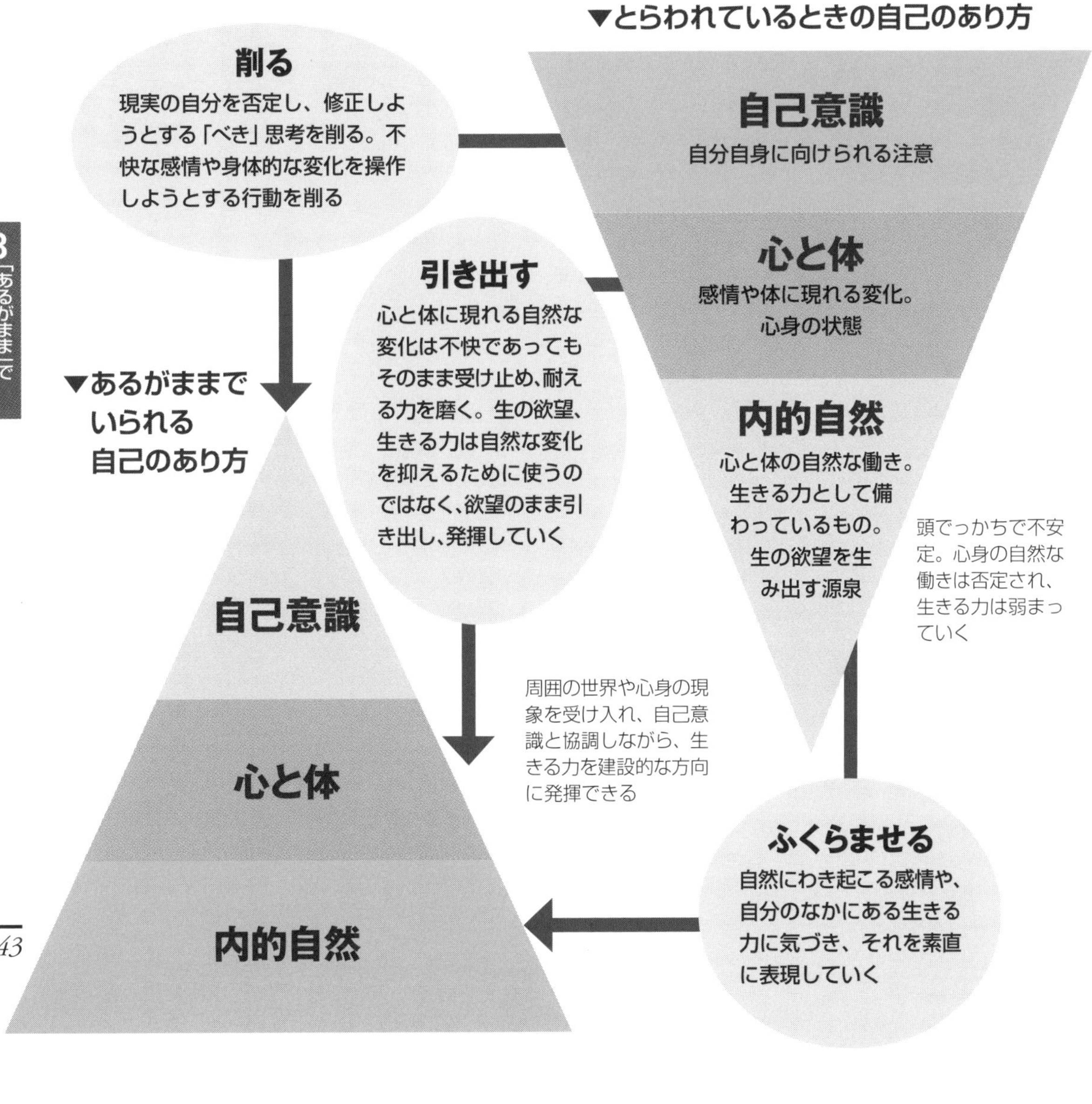
▼とらわれているときの自己のあり方
自己意識
自分自身に向けられる注意
心と体
感情や体に現れる変化。心身の状態
内的自然
心と体の自然な働き。生きる力として備わっているもの。生の欲望を生み出す源泉
頭でっかちで不安定。心身の自然な働きは否定され、生きる力は弱まっていく
削る
現実の自分を否定し、修正しようとする「べき」思考を削る。不快な感情や身体的な変化を操作しようとする行動を削る
引き出す
心と体に現れる自然な変化は不快であってもそのまま受け止め､耐える力を磨く。生の欲望、生きる力は自然な変化を抑えるために使うのではなく､欲望のまま引き出し､発揮していく
ふくらませる
自然にわき起こる感情や、自分のなかにある生きる力に気づき、それを素直に表現していく
▼あるがままでいられる自己のあり方
自己意識
心と体
内的自然
周囲の世界や心身の現象を受け入れ、自己意識と協調しながら、生きる力を建設的な方向に発揮できる

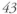

生の欲望に気づく

悩みの裏にある「生の欲望」、「生きる力」の注ぎ先を変える

森田療法では、不安・恐怖の裏側にある「生の欲望」に注目します（→P30）。「生きたい」「よりよく生きたい」という思いを、建設的な行動として発揮できれば新たな道が拓けます。

不安と恐怖、欲望の関係

不安の内容は人によって違います。しかし、不安のもとには「よりよく生きたい」という強い欲望があるという点で、みな共通しています。

悩みの内容
- 何度も同じことを確認せずにはいられない
- 体の不調がひどく気になる

不安・恐怖
- 仕事がうまくいかなくなったら、どうしよう
- 人より劣っている、評価できないと思われるようになったらどうしよう
- 健康上の理由などで働けなくなったらどうしよう

欲望
- 仕事で成功したい
- 人よりもすぐれていると認められたい
- 社会的な評価を得たい
- 経済的な見返りもほしい

悩みの内容
- 人前での自分の身体症状がひどく気になる
- 対人場面を避け、ひきこもってしまう

不安・恐怖
- 人に不快に思われ、嫌われてしまったらどうしよう
- 受け入れられなかったらどうしよう

欲望
- 人に好かれたい
- 人とよりよい関係を結びたい

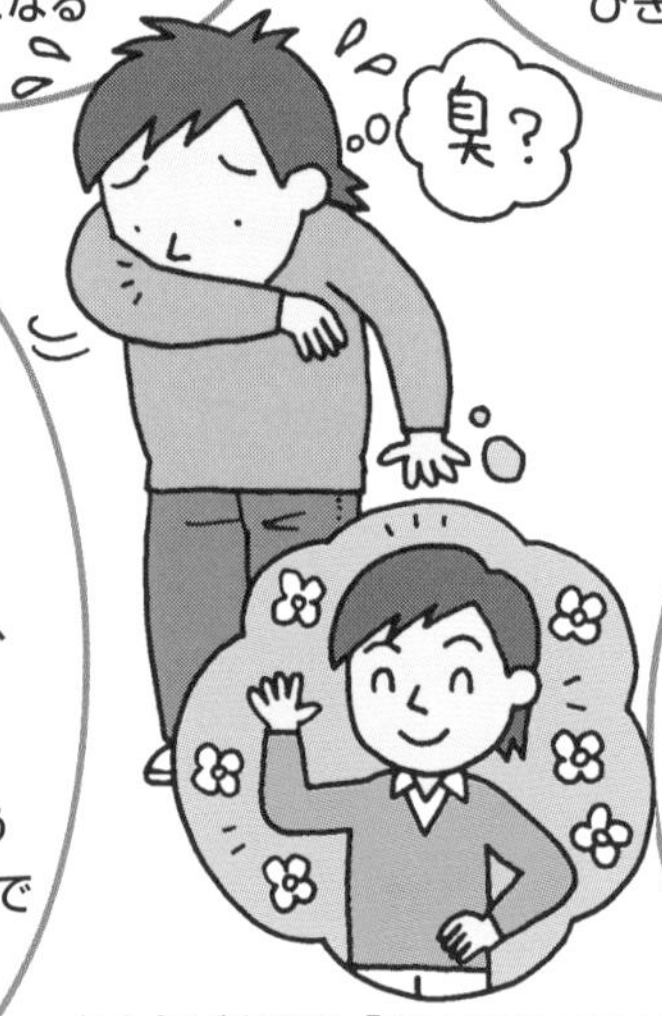

たとえば自分を「臭いのではないか」と恐れる自己臭恐怖は、人にいやがられるのではないかという不安が引き起こす。その裏側には「好感をもたれたい」という強い思いがある

だれもが「生きたい」という欲望をもっている

だれもがもっている「生きたい」という欲望は、人生を生き抜く原動力になります。

生の欲望が満たされたとき、喜びや達成感などの感情が生まれます。一方で、生への欲望をもてば、それを損なうことへの恐怖も自然に生まれてきます。安全に、すこやかに暮らしたいと願うからこそ、人は自分を傷つけるものを恐れ、慣れ親しんだ環境が変わることに不安を感じるのです。

欲望が強いほど不安・恐怖は大きい

「よりよく生きたい」という欲望が強ければ強いほど、恐怖や不安は深く感じられます。しかし、深く悩む人は、深く喜べる人でもあります。

さまざまな感情を受け入れ、欲望を欲望として素直に発揮していくことができれば、いきいきとした人生を歩んでいけるでしょう。

力を入れる方向を変える

健康な力、生の力を不安や恐怖、不快な症状を消すことに向けるのではなく、力の注ぎ先を調整していきます。

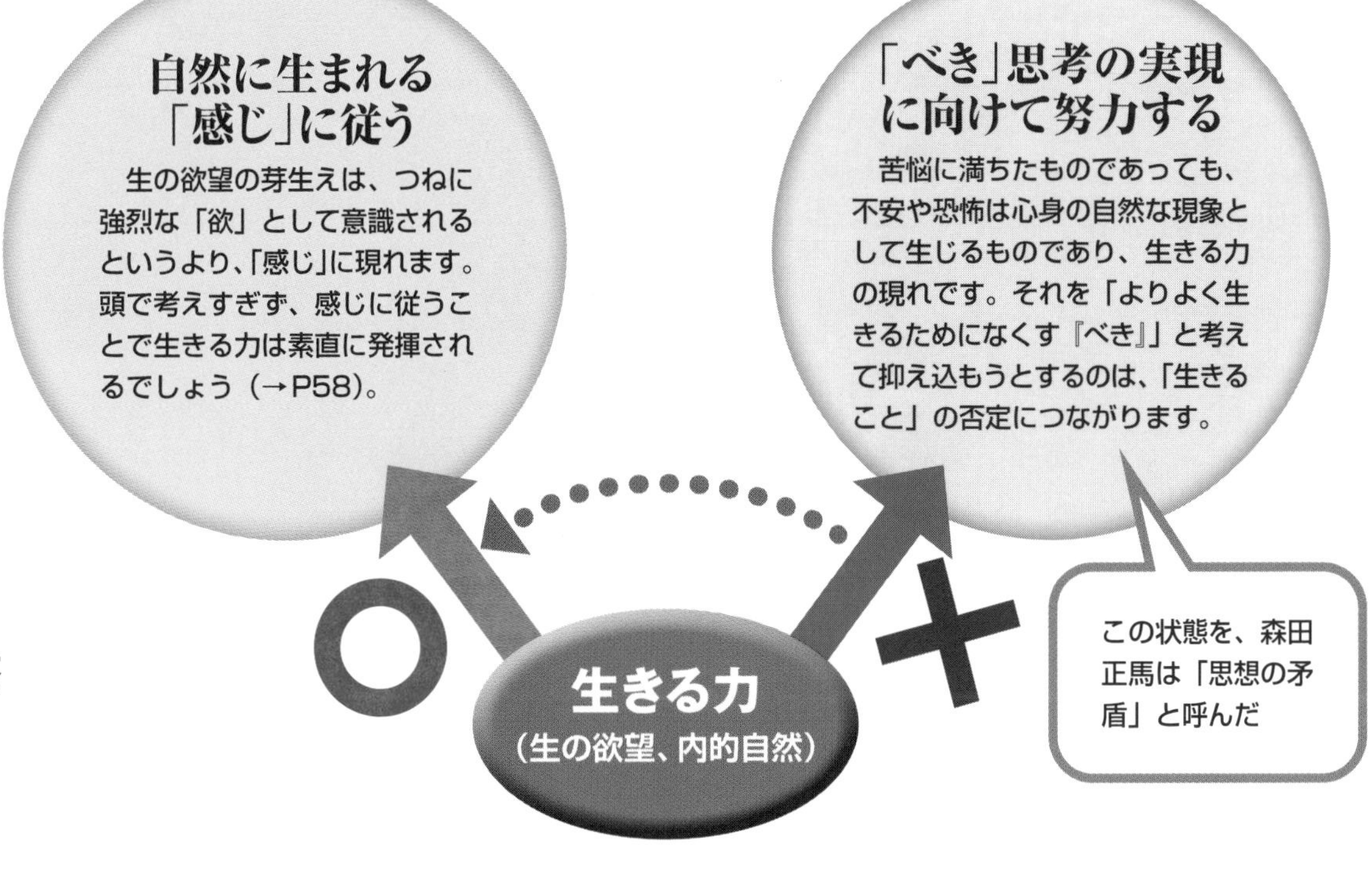
自然に生まれる「感じ」に従う
生の欲望の芽生えは、つねに強烈な「欲」として意識されるというより、「感じ」に現れます。頭で考えすぎず、感じに従うことで生きる力は素直に発揮されるでしょう（→P58）。
「べき」思考の実現に向けて努力する
苦悩に満ちたものであっても、不安や恐怖は心身の自然な現象として生じるものであり、生きる力の現れです。それを「よりよく生きるためになくす『べき』」と考えて抑え込もうとするのは、「生きること」の否定につながります。
○
×
生きる力
（生の欲望、内的自然）
この状態を、森田正馬は「思想の矛盾」と呼んだ

悪循環に気づく

自分がどのような悪循環に陥っているかふり返る

不安や恐怖などにとらわれはじめると悪循環に陥り、悩みが拡大していく一方です。自分が悪循環の渦のなかにいるのではないかと、ふり返ってみることが必要です。

悪循環に陥ると抜け出しにくくなる

どんな症状に悩んでいるか、どのようなときに恐怖や不安を感じるかは人によっていろいろですが、いずれの悩みも悪循環が悩みを深めていきます（→P28、30）。

ひとたび悪循環に陥ると、人は不安や恐怖からなかなか抜け出せなくなっていきます。

だからこそ必要なのは、悩みを拡大する悪循環をつくり出しているのは、ほかならぬ自分ではないかふり返ることです。つらいことばかりみていないか、ネガティブな考え方をしていないか、逃げ回っていないか、身近な人との関係はどうか、改めて見直すことが必要です。

悪循環が症状を強めている

不安や恐怖から生まれるさまざまな症状は、悪循環によって強まり、ときに病的な状態にまで拡大していきます。

体に現れる症状

体調を過度に気にすることで、自分の感覚に過敏になり、ますます体のことが気になる

パニック症状

一度、強い不安発作に襲われると、またそうなるのではという不安が高まり、不安が不安を呼ぶ

抑うつ症状

ゆううつになると自己評価も下がりがち。ダメな人間と思うことで、さらにゆううつ感が増す

対人恐怖・ひきこもり

人と接する場面を避けるなどといった回避行動をとることでさらに自信を失い、対人恐怖が強まる

強迫観念

ばかばかしいからやめたいと思えば思うほど、観念や考え、衝動的な行為から逃れられなくなる

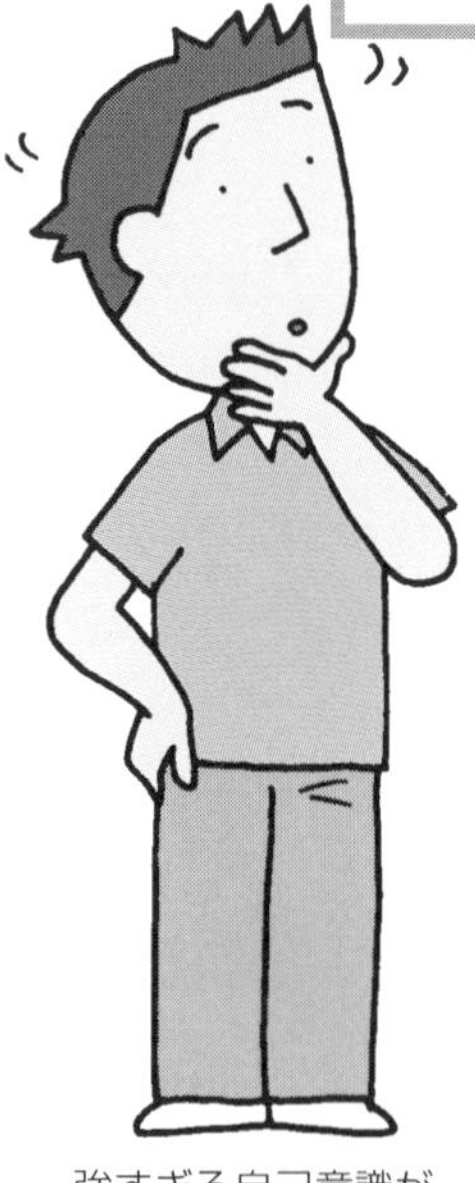

強すぎる自己意識が悪循環をつくり出しているのかも？

考え方の悪循環

自分はダメな人間だ、
きっとうまくいかない
などと考えて落ち込み、
マイナス思考から
抜け出せない

注意の悪循環

つらく不快な感情に
注意を向けると苦痛が
強く感じられ、ますます
不快な感情に意識が
集中してしまう

行動の悪循環

苦手な場面や人との
接触を避けようとする。
逃避したことで、ますます
恐怖心や苦手意識を
高めてしまう

周囲との悪循環

親子の間で、
あるいはパートナー
との間で悪循環が生じて
いることもある

症状が強まり、拡大していく

さまざまな悪循環が
相乗的に症状を強め、
悩みを深めていく

悪循環の構造

悪循環をつくり出す要素はいろいろあります。自分のなかで生じる悪循環だけでなく、本人と周囲の人との間で悪循環が生じていることもあります。

家族

症状に注目し、否定し、
行動を制限する

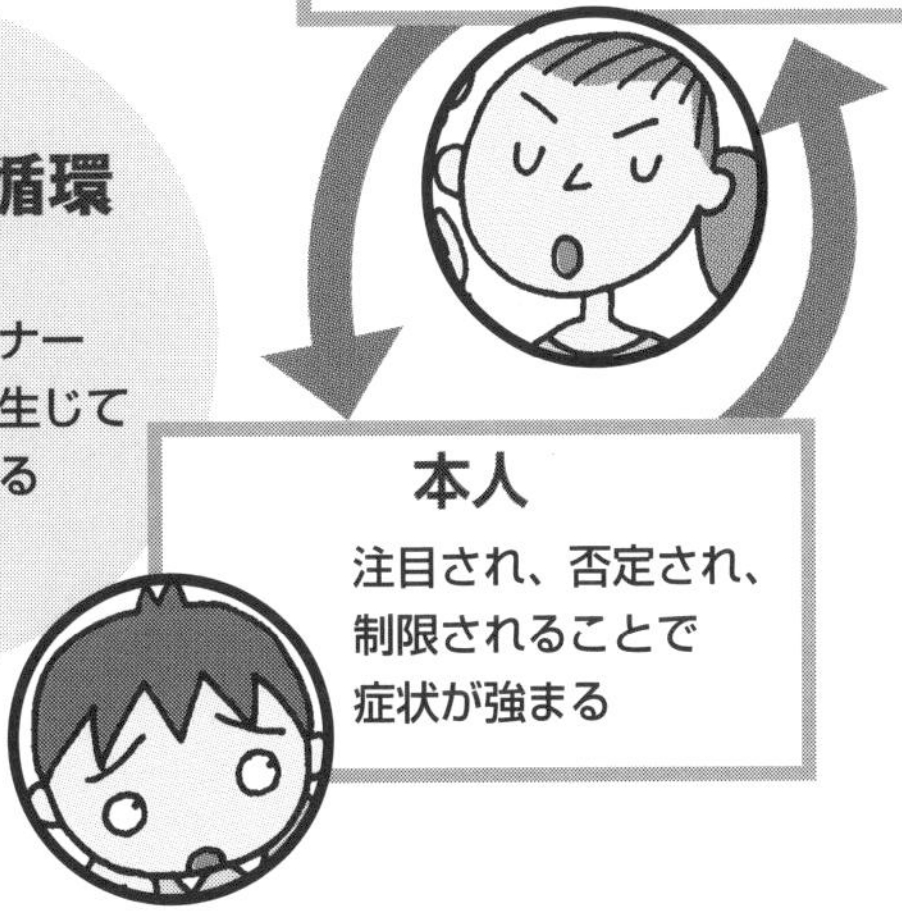

本人

注目され、否定され、
制限されることで
症状が強まる

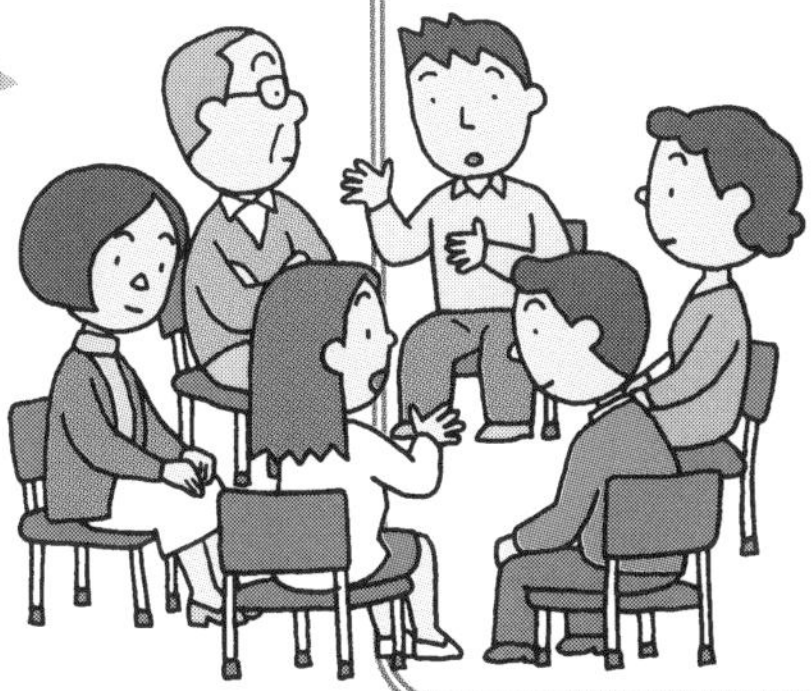

対話を重ねる
ことで気づく
ことも多い

自分で自分の状態を冷静にみるのはむずかしい

自分がどのような悪循環に陥っているのか、ひとりではなかなか気づけません。医師や自助グループの仲間などと話し合うことは、自分自身の悪循環に気づくきっかけになります（→第４章）。

感情の法則を知る

感情は自然に変化する。操作せずに「耐える」

感情の発生はコントロールできません。しかし、感情の性質を知れば、自然に発生した不快な感情を強め、とらわれてしまうような事態は避けられます。

「感情の法則」を知り「耐える力」を磨く

森田療法では、不快な感情に対処するうえで、感情というものの性質を知ることが重要と考え、これを「感情の法則」として五つにまとめています。

不安や恐怖などの感情にとらわれ続けるのは、その不快さに耐えられず、一刻も早く消したいと思い、操作しようとするからです。その結果、本来ならば自然に変化し、やがて消えていくはずの不快な感情が固着化して、悩みの種になっていくのです。

「感情の法則」を知るとともに、「耐える力」を磨いていくことも、とらわれの状態を脱するための大切な取り組みのひとつです。

感情の強さは変化する

不安や恐怖などの感情は不快なものです。しかし、その不快さはずっと同じではありません。

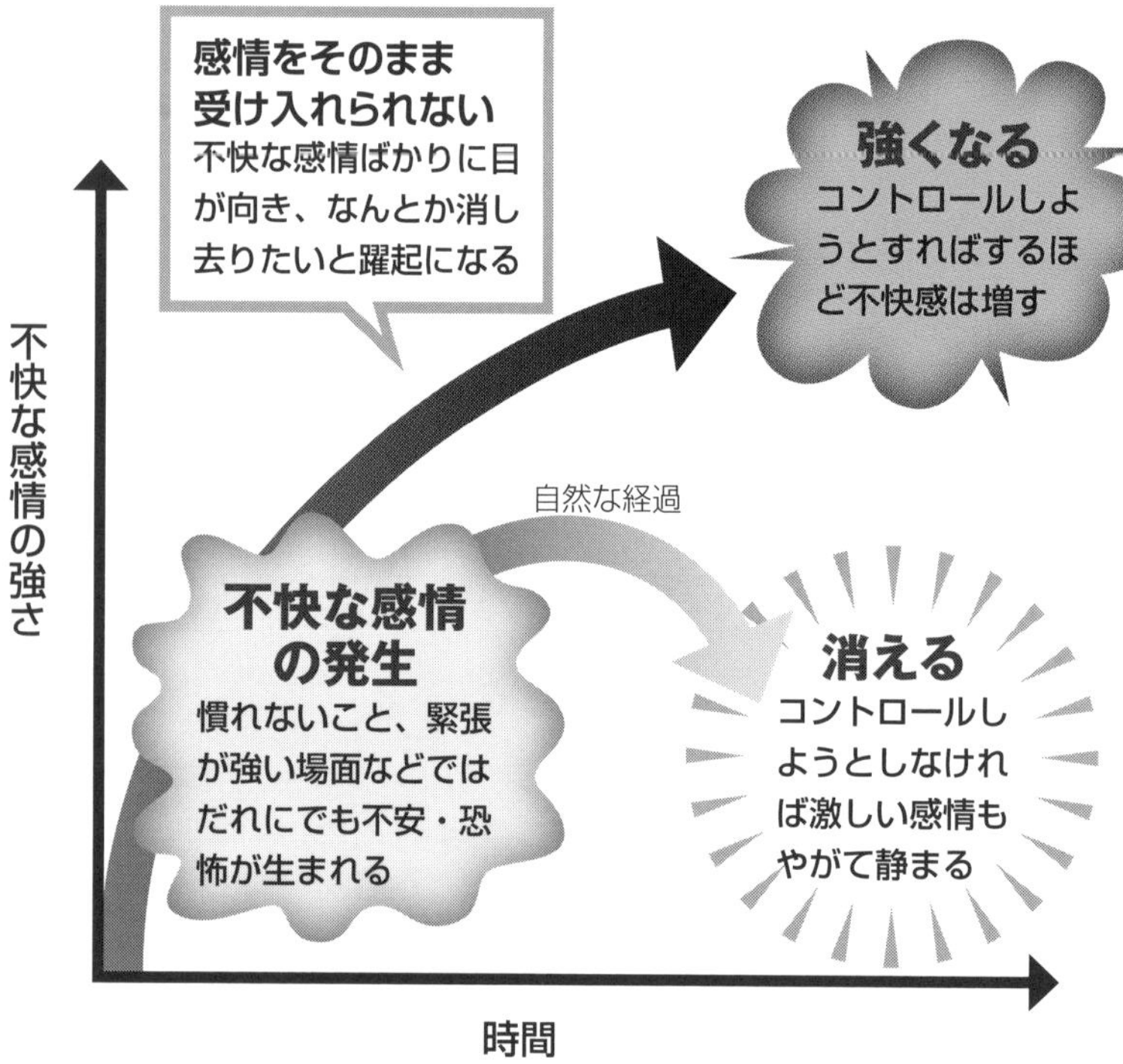

不快な感情の強さ
時間
感情をそのまま受け入れられない
不快な感情ばかりに目が向き、なんとか消し去りたいと躍起になる
強くなる
コントロールしようとすればするほど不快感は増す
自然な経過
不快な感情の発生
慣れないこと、緊張が強い場面などではだれにでも不安・恐怖が生まれる
消える
コントロールしようとしなければ激しい感情もやがて静まる

「感情の法則」を知る

感情は、それがどんなに激しく不快なものであっても移ろいゆくもの。感情の変化には5つの法則があります。

強くなる

感情の法則2
衝動を満たして消しても、また強まる

不潔恐怖ゆえの手洗いなど、不快な感情に耐えられず衝動的な行動をとると、不快感は一時的に消えます。しかし、すぐにまたわき起こり、いっそう増していきます。

感情の法則4
注意を向けると強くなる

不快な感情や、ともに生じる身体的な反応に注意を向けると不快感がより強く感じられ、さらに注意が向くという悪循環に陥ります。

やわらぐ

感情の法則1
放っておけば消えていく

どんなに激しい感情でも、放っておけばしだいに落ち着き、消えていきます。無理にせきとめようとすると、感情は激しさを増してしまいます。

感情の法則3
慣れればやわらぐ

喜びがずっと同じ強さで続かないように、悲しみなどの不快な感情も慣れればしだいに薄らいでいきます。受け止めずに逃げ回っていると、いつまでも慣れることができません。

感情の法則5
体験を重ねると受け止め方が変わる

不安や恐怖をもちながらも困難と思える状況を体験することで、不快な感情に「耐える力」がついていきます。経験を積まないと、感情の受け止め方は体得できません。

「耐える力」を磨く

人生はときに不条理なものです。原因も理由もわからない困った問題に直面したとき、性急に答えを出そうとせず時の流れを待つこと、耐えることが結果的には最良の対応となる場合もあります。「耐える力」は「ネガティブ・ケイパビリティ」と呼ばれ、心の回復につながる大切なものとされます（帚《ははき》木《ぎ》、2017）。感情の自然な変化を実感する経験を積むことで「耐える力」は磨かれていくでしょう。

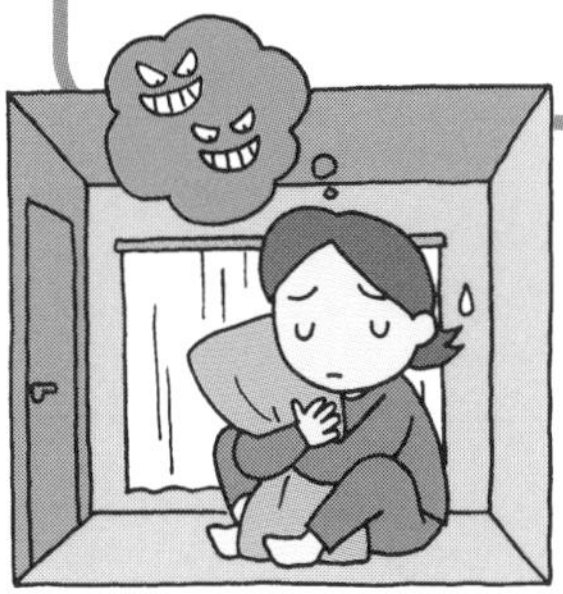

不安、恐怖が強いからと行動しないままでは「耐える力」は磨かれない

できる・できないを分ける

「できないこと」はせず「できること」に取り組む

「できないこと」をしようともがき続け、「できること」をおろそかにしていては、生きる力は浪費される一方です。できないこと、できることの見極めが大切です。

努力の方向性が違うことを意識する

思い悩んでいるとき、人は「できること」と「できないこと」の区別がつかなくなっています。「努力すればうまくできるはず」「うまくいかない、うまくできないのは自分がダメな人間だからだ」などと自分で自分を責め、悩みを増大させてしまうのです。

「できないこと」をしようと必死になっていると、「できること」に目が向きません。しかし、どんなに苦しいときも「できること」はあります。悩みを乗り越えるためには、「できること」を地道に続けていくことが大事です。「できないこと」は、放っておくしかありません。

3つの「できないこと」

自分の力では、どうにもならないことがあります。できないことを、なんとかしようと必死になっていると、自分で自分の苦悩を深めてしまいます。

1 自分の感情をコントロールすること

感情は自然に生まれてくるものです。「心地よい感情をもとう」と考えて生み出すことも、「不快な感情は取り除こう」と思って消し去ることもできません。

2 現実を思いどおりにすること

自分を取り巻く環境や人間関係などの現実に対して、働きかけることはできます。しかし、自分の「かくあるべき」という理想どおりに動かせるわけではありません。

3 ほかの人の気持ちを思いどおりにすること

相手が自分を嫌っている、馬鹿にしているなどと感じても、他人の感情や評価を、自分の期待どおりに変えることはできません。

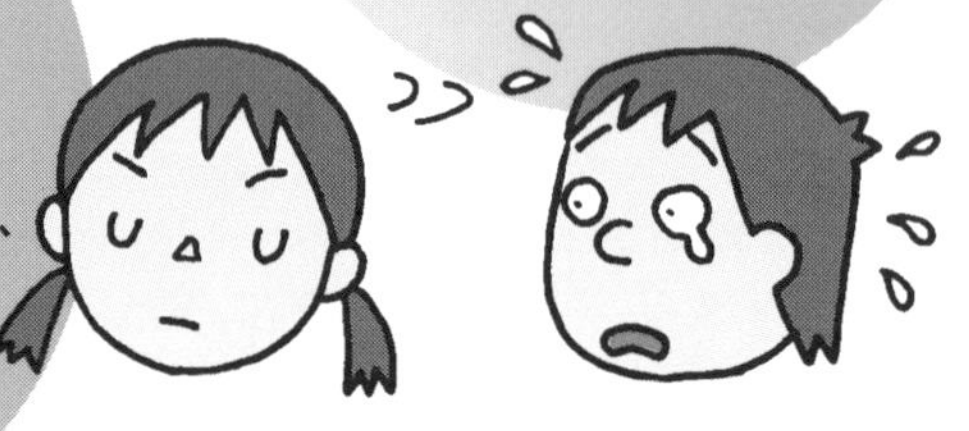

嫌われまいと焦れば焦るほど、他人の言動に一喜一憂することになる

郵便はがき

料金受取人払郵便

小石川局承認

1155

差出有効期間
2026年6月30
日まで

112-8731

東京都文京区音羽二丁目
十二番二十一号

講談社第一事業本部企画部
からだとこころ
編集チーム 行

（フリガナ）
ご芳名　　　　　　　　　　　　男・女（　　歳）

メールアドレス

ご自宅住所　（〒　　　　　　）

ご職業　1 大学院生　2 大学生　3 短大生　4 高校生　5 中学生　6 各種学校生徒　7 教職員　8 公務員　9 会社員（事務系）　10 会社員（技術系）　11 会社役員　12 研究職　13 自由業　14 サービス業　15 商工業　16 自営業　17 農林漁業　18 主婦　19 家事手伝い　20 フリーター　21 その他（　　　　）

★今後、講談社から各種ご案内やアンケートのお願いをお送りしてもよろしいでしょうか。ご承諾いただける方は、下の□の中に○をご記入ください。

□ 講談社からの案内を受け取ることを承諾します

TY 000062-2405

愛読者カード

ご購読ありがとうございます。皆様のご意見を今後の企画の参考にさせていただきたいと存じます。ご記入のうえご投函くださいますようお願いいたします（切手は不要です）。

お買い上げいただいた本のタイトル

●本書をご購入いただいた動機をお聞かせください。

●本書についてのご意見・ご感想をお聞かせください。

●今後の書籍の出版で、どのような企画をお望みでしょうか。
興味のある分野と著者について、具体的にお聞かせください。

●本書は何でお知りになりましたか。
1. 新聞（　　　　）　2. 雑誌（　　　　）　3. 書店で見て
4. 書評を見て　　5. 人にすすめられて　　6. その他

3つの「できること」

苦悩をかかえていても「できること」はあります。「できること」をおろそかにせず、取り組んでいくうちに、「生きる力」はふくらんでいきます。

1 自分の限界を知ること

どうあがいても「できないこと」があるという認識をもつこと。よい意味で、あきらめることです。

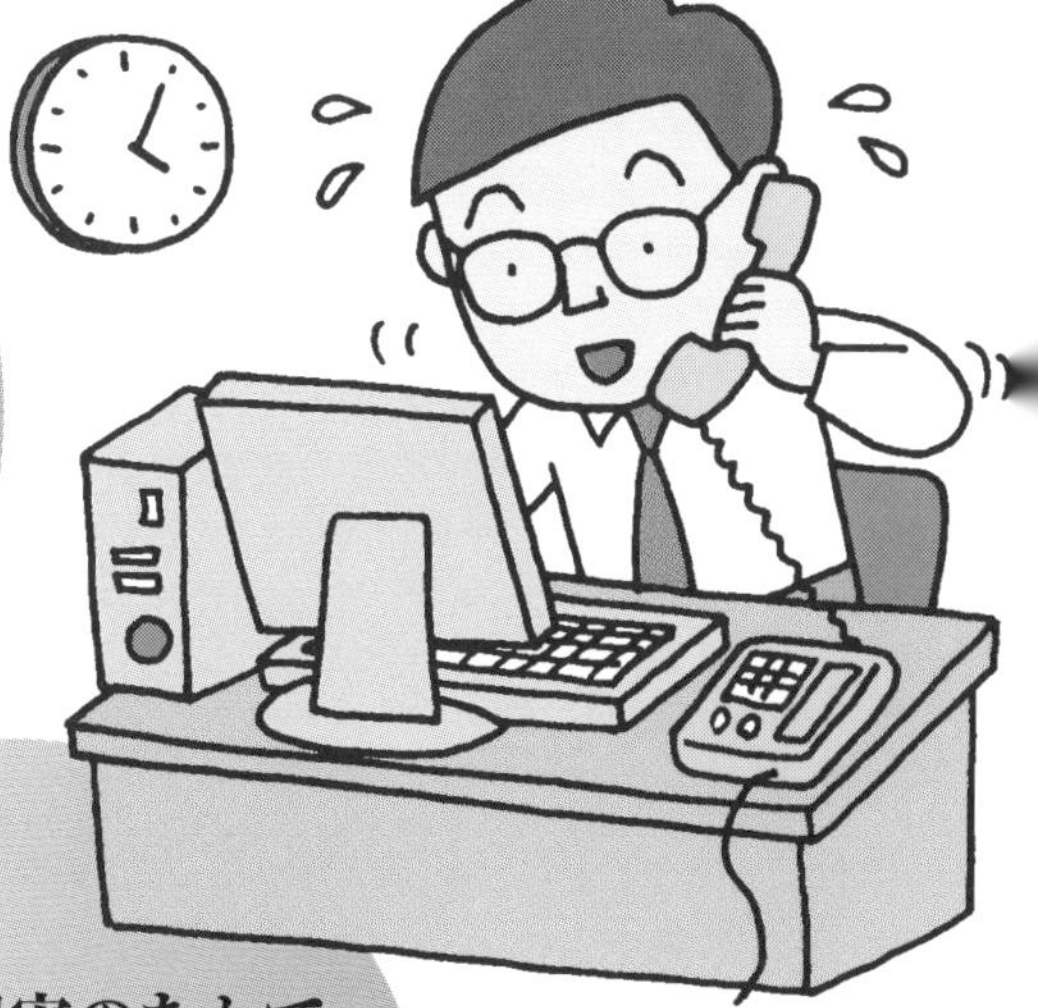

気分のコントロールはできなくても、目の前の仕事は片づけられる

2 不快な感情を受け入れること

不安や恐怖、抑うつなどの感情を取り除こうとしたり、逃げ出したりしないこと。まっすぐに向き合うことで、受け入れられるようになっていきます。

3 目の前の現実のなかでやるべきことをする

自分が生きている現実のなかで、目の前にやるべきことはいろいろあるはずです。心の状態がどうであれ、会社に行く、買いものをする、人と会うなど、そのときどきに必要なことはしていけます。

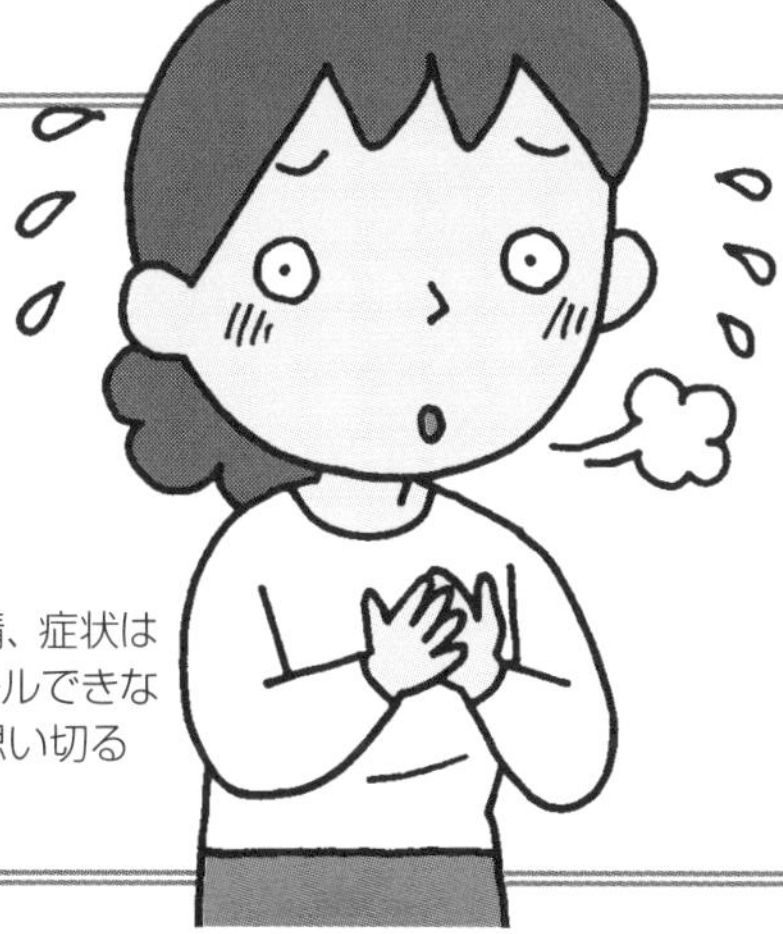

不快な感情、症状はコントロールできないものと思い切る

あきらめるのは悪いことではない

あきらめるという言葉は、現代では「願いが叶わず断念する」といったネガティブな意味で使われることが多いでしょう。しかし、もともとは「明らめ」という字があてられ、「心のくもりをなくす」「事情をはっきりさせる」などという意味でも使われてきた言葉です。「できる・できない」を見極め、「できないこと」にはこだわらないという意味の「あきらめ」は、あるがままでいるためのポイントのひとつともいえます。

「今ここ」を生きる

過ぎたこと、先のことより「今ここ」で行動する

思い悩んでいるのは今であっても、意識が向けられているのは過去や未来のことばかり。あるがままに生きるには、「今ここ」をふくらませていくことが大切です。

「今」が不安でいっぱいに

思い悩んでいるとき、人は過去と未来に意識が向いており、「今ここ」を感じ取る余裕がなくなっています。

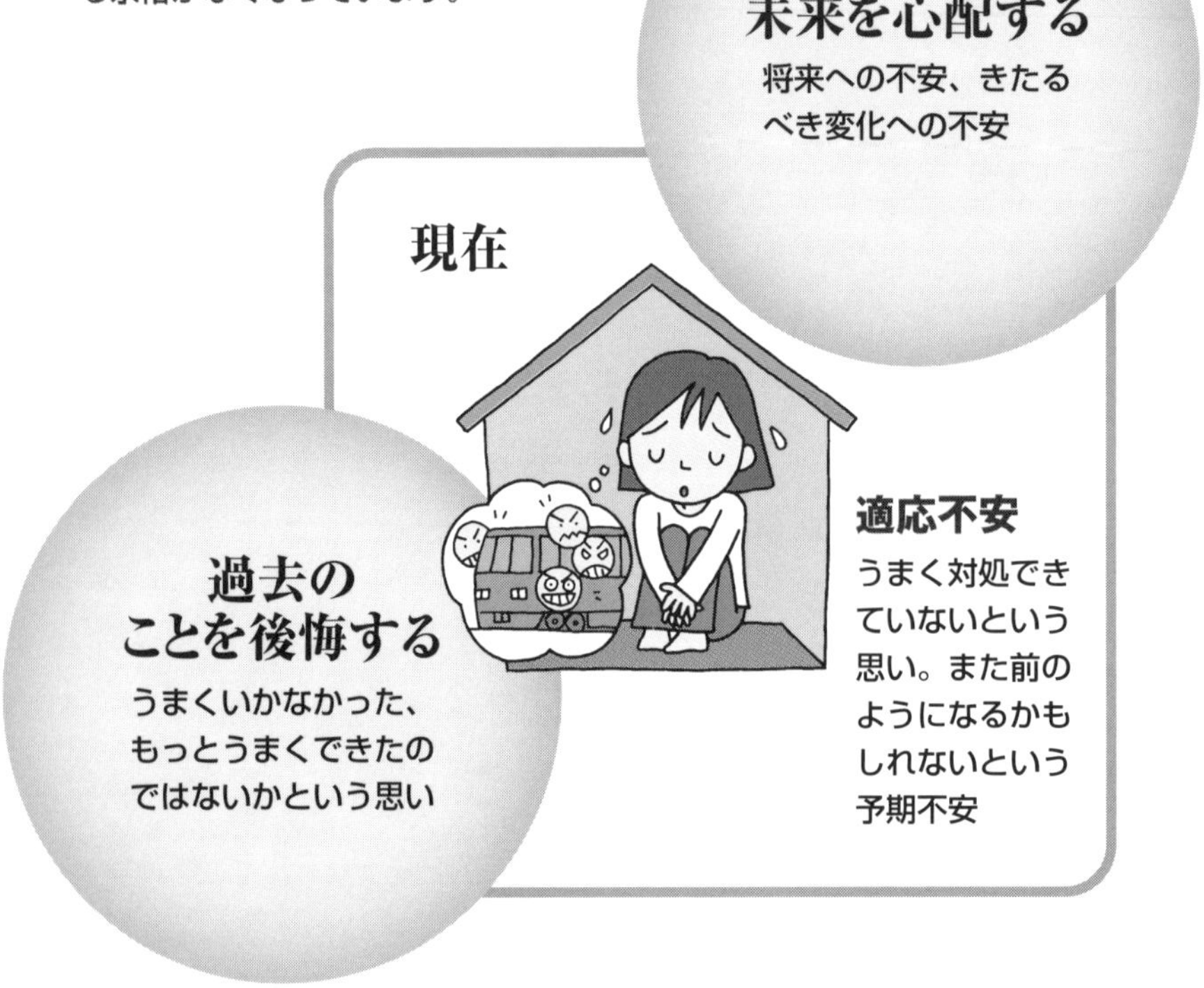

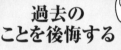

未来を心配する
将来への不安、きたるべき変化への不安
現在
適応不安
うまく対処できていないという思い。また前のようになるかもしれないという予期不安
過去のことを後悔する
うまくいかなかった、もっとうまくできたのではないかという思い

まず行動することを大切にする

悩みは「よりよく生きたい」という欲望から生まれるもの。だからこそ大切なのは発想の転換です。「悩みを解決してから」ではなく、「悩みとともに生きる」ことを考えます。

いくら悩んでいても変えられないこともありますが、自分の行動は自分の意思で変えられます。悩みながらも行動する、目の前のことをおろそかにせず、淡々と取り組んでいけば気持ちは変化していきます。生の欲望を「今ここ」での実践や行動に向け、「今ここ」をいきいきとしたものにしていくことが、じつは悩みの根本的な解決につながるのです。

「今ここ」をふくらませるために

できないことに思い悩む労力は削り、生きる力を「今ここ」での実践、行動に使うように心がけていきましょう。

「完全な過去」にはできない。あきらめる

過去を変えることはできません。後悔の念を止めることはできなくても、「こうするべきだった」と思い詰めるのは避けます。

「心配のない未来」のための努力は削る

将来に備えることは無駄とはいいませんが、先の先まで心配して「今」がおろそかになっては元も子もありません。

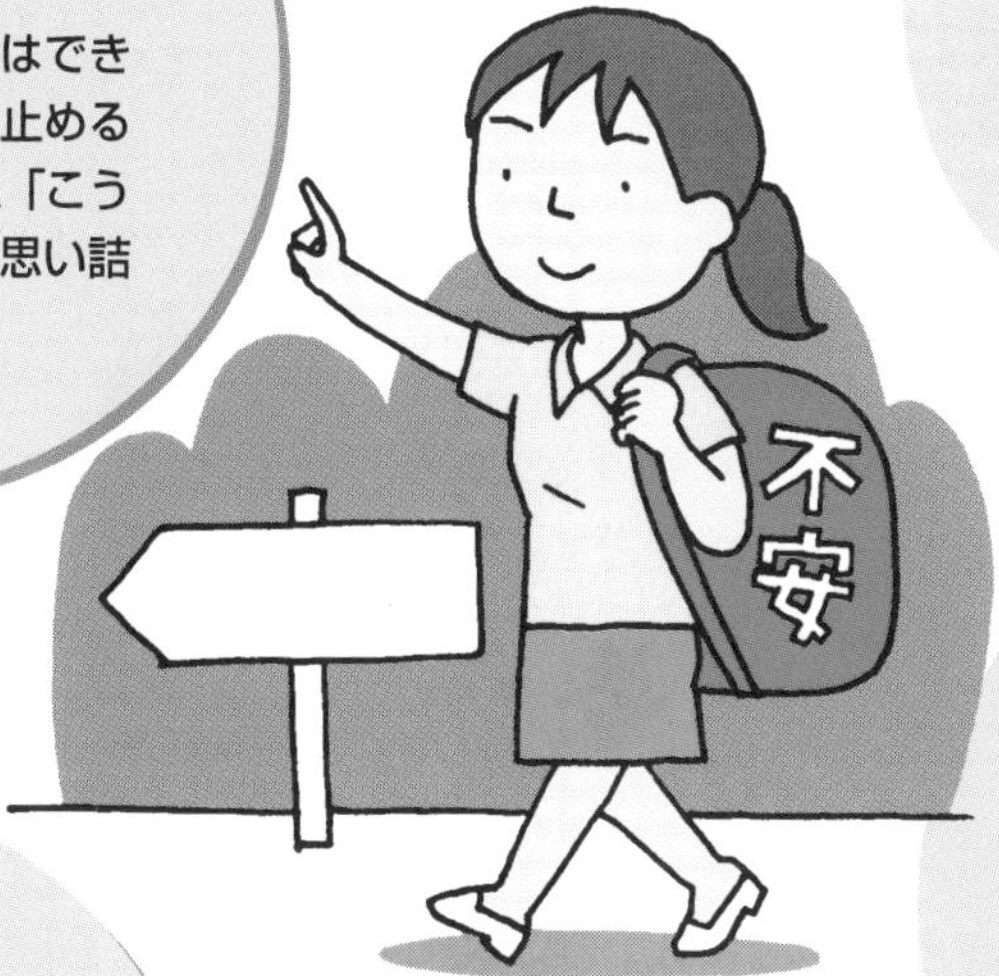

不安とともに、悩みとともに歩き出そう

「できること」のうち、手を出しやすいことから始める

「できるだろう」と思うことのうち、取り組みやすいことから実践していきましょう。はじめから高いハードルを越えようと、がんばりすぎないことも大事です。

感じたままに踏み出す

先回りしてあれこれ考えていると、「できる」ことを「できない」と判断しがちです。「できそう」と感じたら頭でシミュレーションする前に一歩踏み出してみます。

生活そのものに注意を向ける

「今ここ」をふくらませるのに、なにか特別なことをしなければならないわけではありません。食べる、身の回りを整える、出かける、働く、勉強をするなど、日々の営みをおろそかにせず、取り組むうちに、過去や未来へのとらわれはいつの間にか減っていくでしょう。

「事実」を大切に

気分のよしあしより事実に目を向ける

毎日よい気分で過ごせるに越したことはありません。ただ、それればかりを求めていると、不安・恐怖へのとらわれから抜け出すことはむずかしくなっていきます。

物事を判断・評価するものさしを見直す

そのときどきの気分に一喜一憂していると、心身の不快な症状にとらわれている状態からなかなか抜け出せません。

自分が心地よい状態で過ごせることをいちばんに考える状態を、森田療法では「気分本位」と呼びます。不安や恐怖に悩み、苦しんでいる人は、気分本位になりがちです。現実の生活がおろそかになったり、自分の取り組みを過小評価し、不快な気持ちがますます強まったりするおそれがあります。「気分」ではなく、「事実」に目を向け、判断・評価をおこなえているか、見直していきましょう。

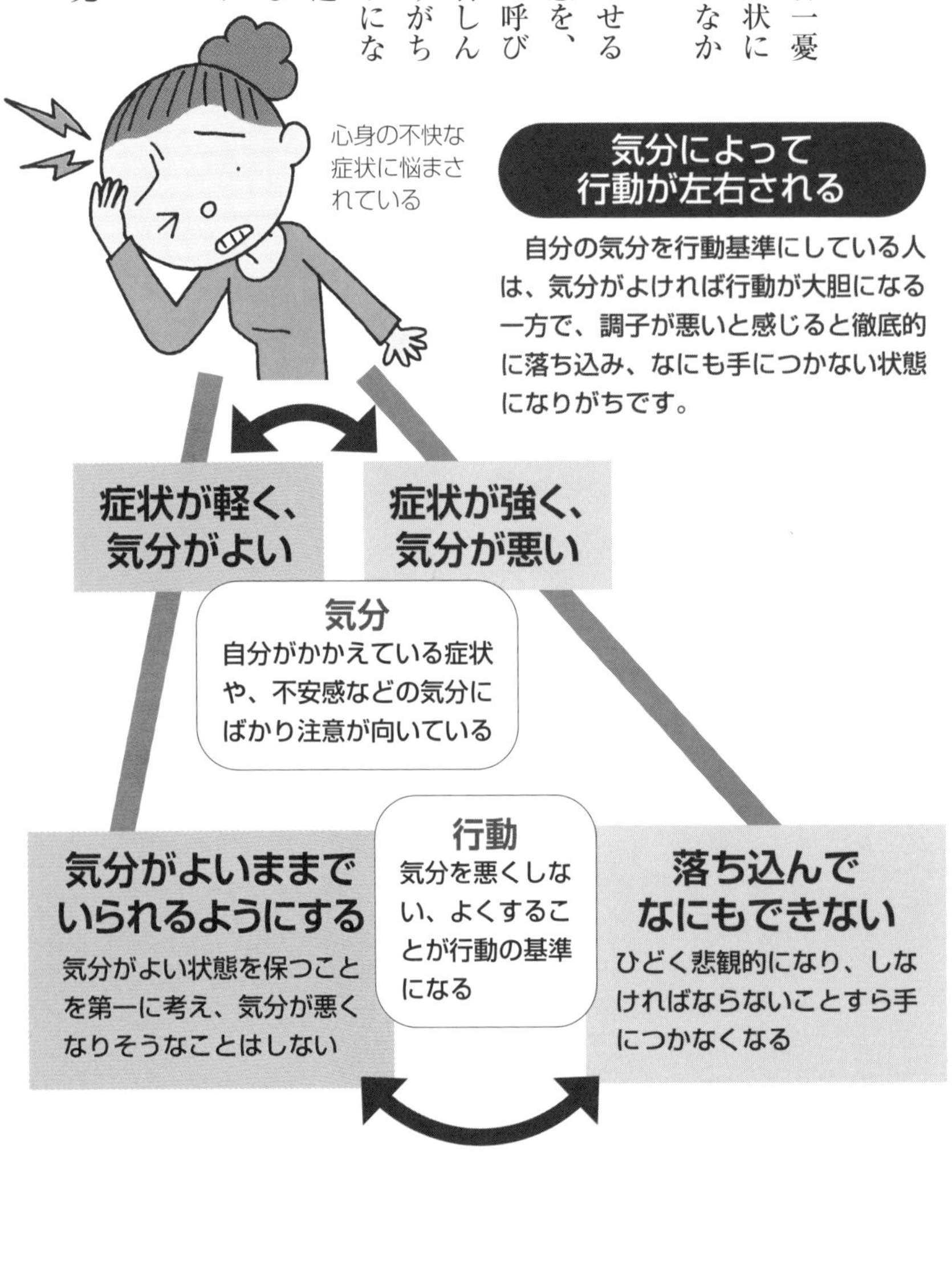

心身の不快な症状に悩まされている
気分によって行動が左右される
自分の気分を行動基準にしている人は、気分がよければ行動が大胆になる一方で、調子が悪いと感じると徹底的に落ち込み、なにも手につかない状態になりがちです。
症状が軽く、気分がよい
症状が強く、気分が悪い
気分
自分がかかえている症状や、不安感などの気分にばかり注意が向いている
気分がよいままでいられるようにする
気分がよい状態を保つことを第一に考え、気分が悪くなりそうなことはしない
行動
気分を悪くしない、よくすることが行動の基準になる
落ち込んでなにもできない
ひどく悲観的になり、しなければならないことすら手につかなくなる

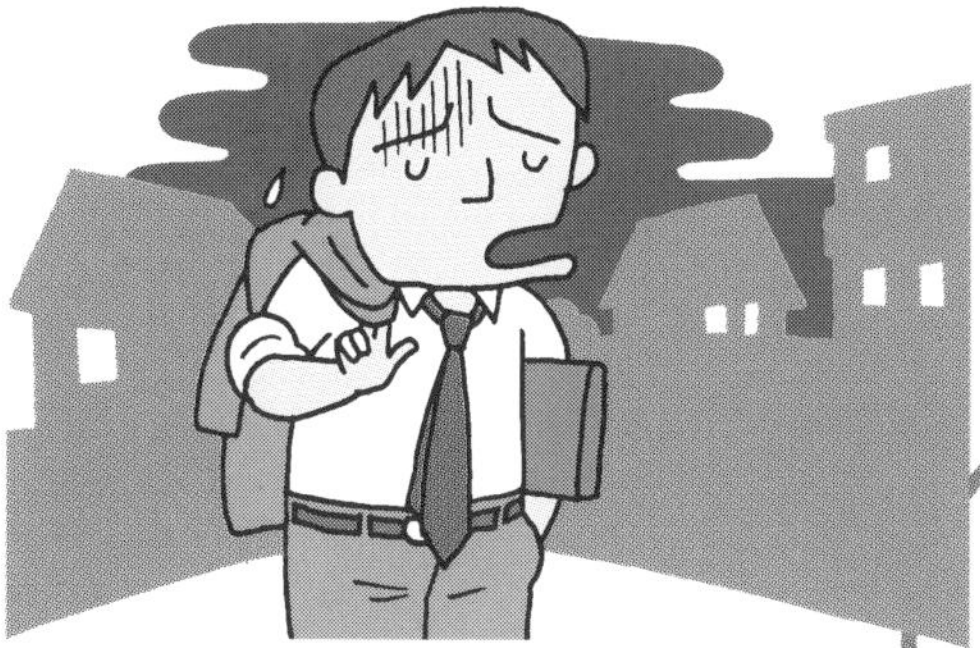

評価軸を気分から事実へ

気分にばかり目が向いていると、実際の行動や、行動の結果なにができたかという事実を正当に評価しにくくなります。

ゆううつな気分は消えないが、するべき仕事は片づけた

気分と行動は、かならずしも一致するわけではありません。仕事にせよ勉強にせよ、内心は嫌々でも行動はできます。

事実本位の評価

1日、がんばって働いたのだからそれでよい

気分はすぐれなくても、自分のしたこと、できたことなど、実際の行動・事実を評価することで、不快な気分へのとらわれから抜け出すことができます。

気分本位の評価

ずっとゆううつな気分が続くダメな日だった

自分の気分がどうであったかということしか頭になく、なにをしたか、できたかということには関心が払われません。

状態が悪化する心配も

不快な感情にさらされ、気分が悪くなるのを避けるために人との接触を避けたり、アルコールなどでごまかしたりすることがあります。うつうつとした気分が増して、うつ状態になる危険性もあります。

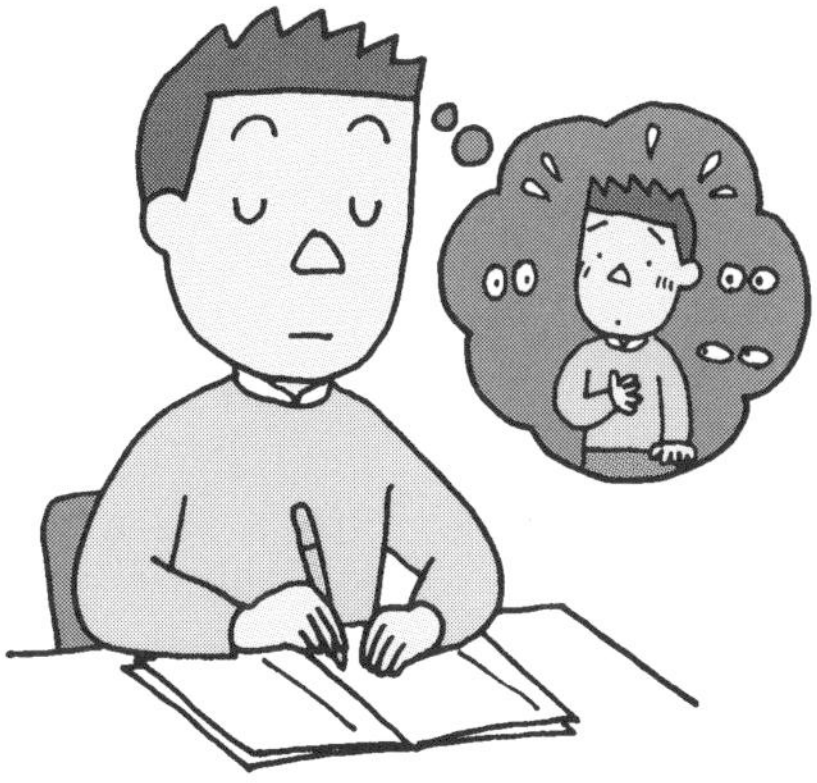

1日の終わりに、その日の自分の様子をふり返る時間をつくろう（→P70）。不安を感じながらも、なにをしたか、できたか改めて見直す

回復を妨げない

悲痛な体験で傷ついた心も回復し、成長する

今の悩みに、過去の悲痛な体験が強く影響していることがあります。深く傷ついた心にも回復する力があります。そのプロセスを妨げないことが大切です。

心身には自然の回復力が備わっている

生きづらさをかかえている人のなかには、過去の悲痛な体験によるトラウマの影響で、不安や恐怖、うつ状態から抜け出せなくなっていると考えられる人もいます。

しかし、私たちにはダメージから回復する自然な力があります。森田療法では、その力を妨げないことを大切にします。

心身の不調は心のダメージに対する当然の反応です。不快であり「あるがまま」でいることはむずかしいように思うかもしれませんが、回復へ向かう大事なステップなのです。体の傷が癒えていくように、心の傷もやがては癒えていくのです。

悲痛な体験は心の傷になる

恐怖や不安、うつ症状などに悩みはじめたのは、いやな体験や、悲しい体験がきっかけという例が少なからずあります。心が傷つき、ダメージを負った状態が続いているととらえられます。

トラウマ（心的外傷）

つらい出来事や、いやな体験などによって生じた心の傷。心身の変調をまねく

PTSD（心的外傷後ストレス障害）

命にかかわるような事故や災害に遭う、犯罪被害に遭うなど、非日常的で恐ろしい出来事のあとにトラウマの症状が現れた場合につけられる診断名

複雑性PTSD（複雑性心的外傷後ストレス障害）

いじめや虐待、パートナーなどからの暴行（DV）など、日常的にくり返されてきたつらい体験はより複雑な影響を残す

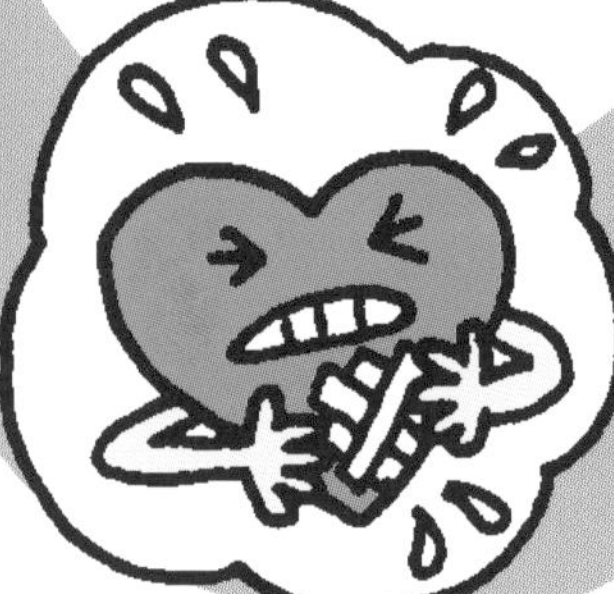

傷が癒える流れ

体の傷と違い、心の傷の回復のしかたはわかりにくいものですが、体のダメージも心のダメージも、3つのプロセスを経て回復へと向かいます。

そのプロセスを止めようとしなければ、自然に備わっている「治る力」が発揮されます。

1 反応

外からの刺激に対して、はじめに起こる変化です。体の傷なら出血し、痛みが生じます。傷口は腫れ、熱をもちます。

心の中では……

ショックを受けて心のバランスが崩れる

心に傷を負った場合にも、強いショックから心のバランスが崩れ、「そんなはずはない」などと現実を拒絶したり、強い恐怖・不安に苦しんだりします。

2 再生

最初に感じる強い痛みはおさまりますが、傷の炎症は続きます。傷口を治すための準備をしている段階です。

心の中では……

ショックはおさまるが葛藤は深まる

「ああすればよかった」といった後悔の気持ち、「もうダメだ」という絶望、「どうにもならない」という悲しみ、落ち込みなど、心の葛藤が深まっていきます。

3 適応

傷が浅ければもとどおりになります。深い傷は瘢痕《はんこん》などといった形で残ることもありますが、害はなくなります。

心の中では……

葛藤をかかえながら生きられるようになる

傷を負う前の状態に戻れるわけではありません。しかし、心の傷にすべてを支配されてしまう状態から抜け出し、傷をかかえながらも生きていけるようになります。

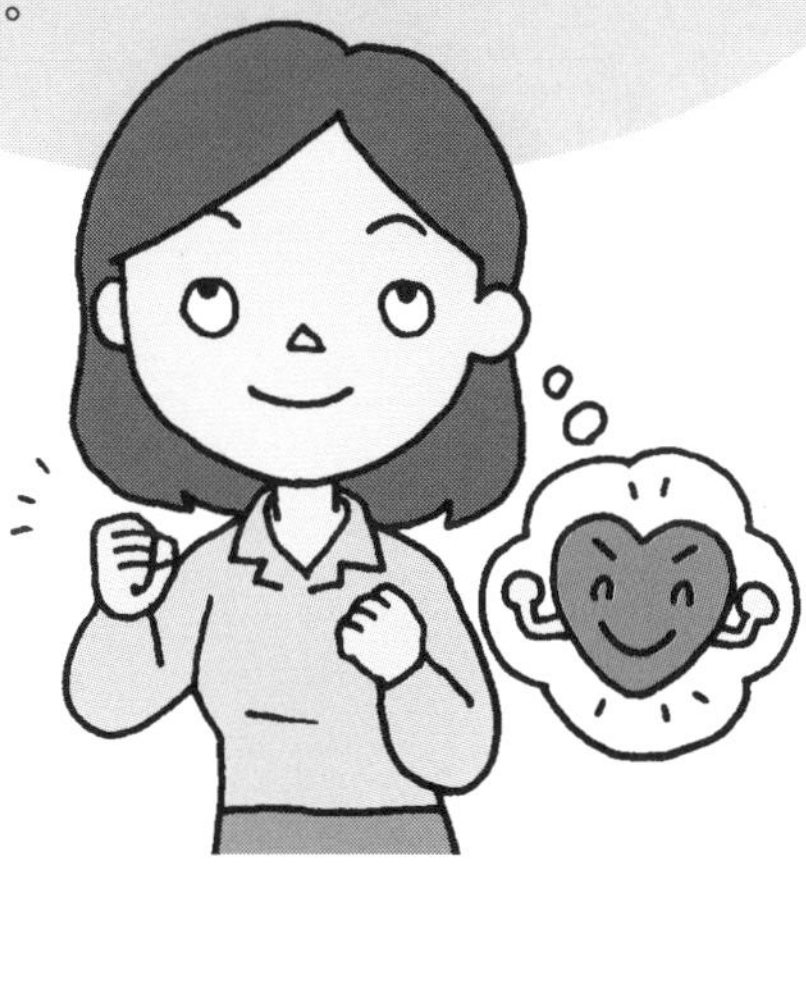

つらい体験がポジティブな変化につながることもある

傷ついたあとも心は成長していく

大きな傷を負った心の回復は、心的外傷後成長（PTG：ポストトラウマティック・グロウス）といわれます。心に深い傷を残すような体験は「なかったこと」にはできず、その影響はなんらかの形で残るでしょう。しかし、それはつらい、苦しいものばかりではなく、人としての成長につながることもあります。

森田療法を知る
キーワード

感じたままに行動してみる

自分のなかにある生きる力、生の欲望は、本来の自分を生かす方向に使っていきたいもの。そのために心がけたいのは、思考をめぐらす前に浮かんでくる「自然な感じ」に素直に従うことです。

「べき」思考が強いと、「○○したい」という感じをつかみにくくなります。まずは自分のなかで生まれる感じに目を向けます。

感じをつかんだら、そのまま実践に移します。「このままではうまくいかないかもしれない」と不安になったり、「○○したいが、△△であるべきだ」などと頭のなかで軌道修正をくり返したりしていると、感じはなかなか行動に結びつきません。結局はなにも始められないこともあります。

「感じ」から出発する

なにごとも「自然な感じ」に従い、
あれこれ考え込まずにやってみること——
森田正馬はそれを「感じから出発する」と表現しました。

試行錯誤する経験も大切

「○○したい」という感じは、生きる力、生の欲望の素直な現れです。その気持ちに乗って、出たとこ勝負で動いてみましょう。うまくいかないようならその場で試行錯誤し、経験から学んでいくのです。頭のなかのシミュレーションではなく、実際に経験を重ねることで、生の欲望は本来の自分を生かす方向に使われていくのです。

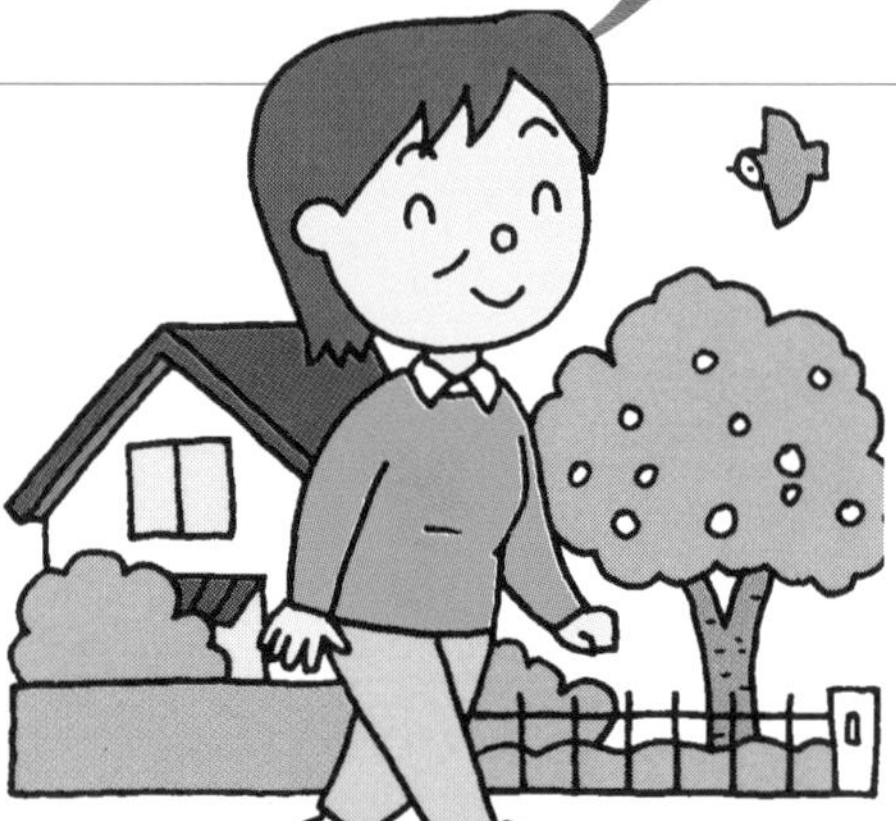

あれこれ考えるより、感じたままに行動してみよう

第4章

治療の受け方、進め方

森田療法の考え方を頭で理解するだけでなく実際に体得するには、
専門医や体験者などの適切な助言が大きな力になります。
どこで、どのようなことがおこなわれているのか、
治療の場の探し方、治療の進め方を知っておけば安心です。

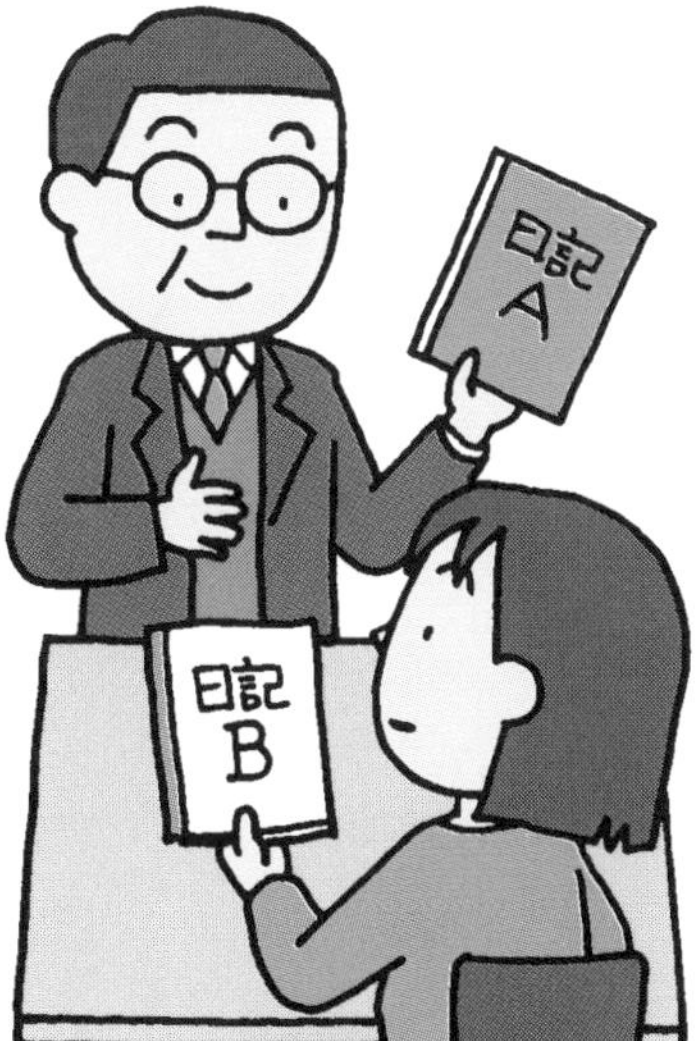

治療を受けるには①

森田療法にくわしい専門家のもとで治療を進める

森田療法の考え方は、本書のような本でも学べます。しかし、心身の不調を治療するのが目的であれば、森田療法の専門家にかかる必要があります。

考えは学べるが治療には専門家が必要

森田療法の考え方を知っておくだけで、日常生活を送るうえで気持ちが楽になることもあるでしょう。しかし、心身の不調に思い悩み、その治療を目的に森田療法を実践していきたいという場合、ひとりで学ぶだけではなかなか具体的な変化に結びつきません。悩みの本質に気づき、新たな一歩を踏み出すには、森田療法についてくわしく知る医師など、森田療法の専門家の存在が欠かせません。

ただし、回復への道を実際に歩むのは悩みをかかえる人自身です。専門家にかかれば回復が約束されるわけではなく、患者自身の主体的な取り組みが必要です。

森田療法が向いている人

森田療法はいわゆる神経症だけでなく、さまざまな心身の不調に有効と考えられるようになってきています（→P14）。

心身の不調が続いている人

不安症、パニック症、強迫症、うつ病、自律神経失調症、適応障害、心身症などという診断名がついているかどうかにかかわらず、心身の不調に思い悩んでいるなら森田療法が役立つ可能性があります。

一般的な治療で改善しない人

一般の精神科や心療内科での治療を続けていてもなかなか解決の糸口がみえないようなら、治療方針を見直すとよいでしょう。

森田療法の考え方に興味がある人

治療を受ける人自身が森田療法に関心をもち、取り組んでいこうとしなければ治療は進みません。

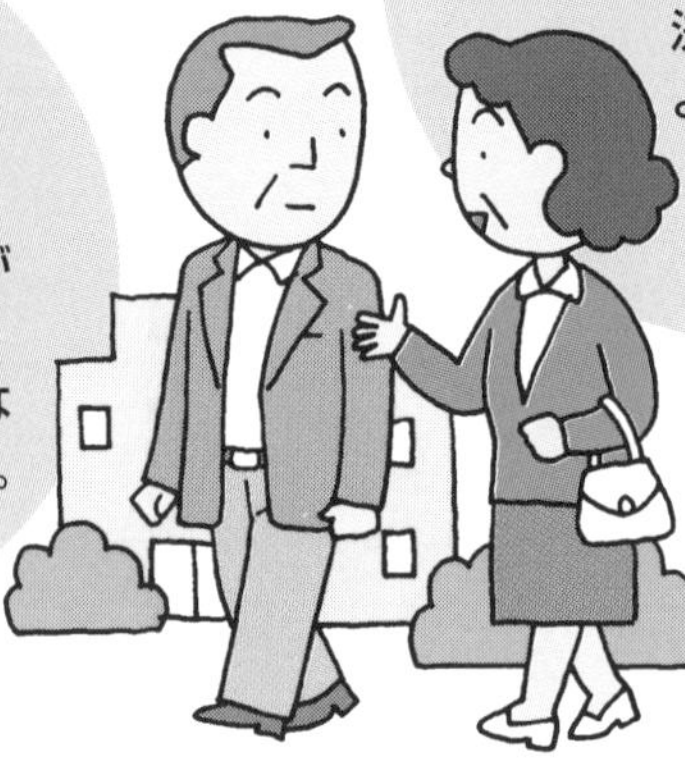

ひとりで相談に行くのが不安なら家族に同行を頼もう

精神科
脳機能の障害、いわゆる心の病を専門に扱う

心療内科
身体症状が心理的な要因によって起こっていると考えられる場合の診療科

日本森田療法学会認定医
森田療法について学び、日々の診療で実施している医師。主に精神科医、心療内科医

その他
精神科や心療内科以外の医師でも、一定の基準を満たせば認定医になれる

日本森田療法学会認定心理療法士
森田療法に基づくカウンセリングの実施をしている心理師（士）など

心理相談室など
心理師（士）によるカウンセリングをおこなう施設

自助グループの指導者などを対象にした「日本森田療法学会認定指導員制度」もある。認定指導員は治療者ではなく、森田療法の実践を支援する人

森田療法の専門家とは？

日本森田療法学会では、森田療法の専門家と認められた人に対する認定制度を設けています。認定を受けていなければ、森田療法に基づく診療やカウンセリングをおこなえないというわけではありませんが、ひとつの目安になります。

薬物療法との併用は禁忌ではない

感情の調整には、脳内に分泌される神経伝達物質が深くかかわっています。

たとえば神経伝達物質のひとつであるセロトニンが不足し、脳の神経細胞どうしの連絡が悪くなるとうつが生じやすくなります。そこで、うつ症状が強い場合にはセロトニンの量を増やす働きをもつ抗うつ薬が使われることが多いのです。

患者さんの状態によっては、薬物療法を中心にした一般的な治療が向いている場合もあります。また、森田療法と薬の併用は禁忌ではありません。服薬を続けながら森田療法を受け、薬を使わずにすむようになっていく人もいます。

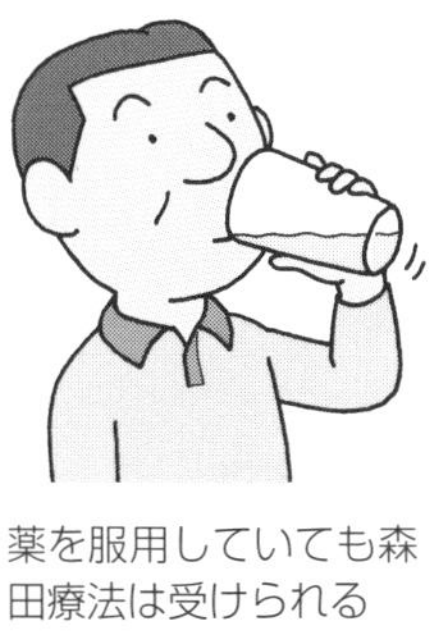
薬を服用していても森田療法は受けられる

治療を受けるには②

森田療法を受けられる医療機関を探し、連絡する

心身の不調を森田療法で治したいという場合、まずは現状の診断と、森田療法が向いているかどうかの相談が必要です。森田療法に精通した医師のいる医療機関を探してみましょう。

森田療法が可能か、直接連絡してみる

森田療法は、森田療法についてきちんと学んだ専門医のもとで進めていく治療法です。まずは心当たりの医療機関に実際に連絡し、相談してみるとよいでしょう。全国的にみると、森田療法を実施している医療機関はあまり多くありません。しかし、なかにはメールや電話、オンラインでの相談をおこなっているところもあります。

また、森田療法の考えを学びあう自助グループや支援団体もあります（→P72）。森田療法の専門医との連携も深いので、自助グループや支援団体を通じて医療機関についての情報を入手することも可能です。

治療開始までの流れ

一般の精神科や心療内科で森田療法を受けたいと望んでも、それはむずかしいかもしれません。受診先を選ぶ必要があります。

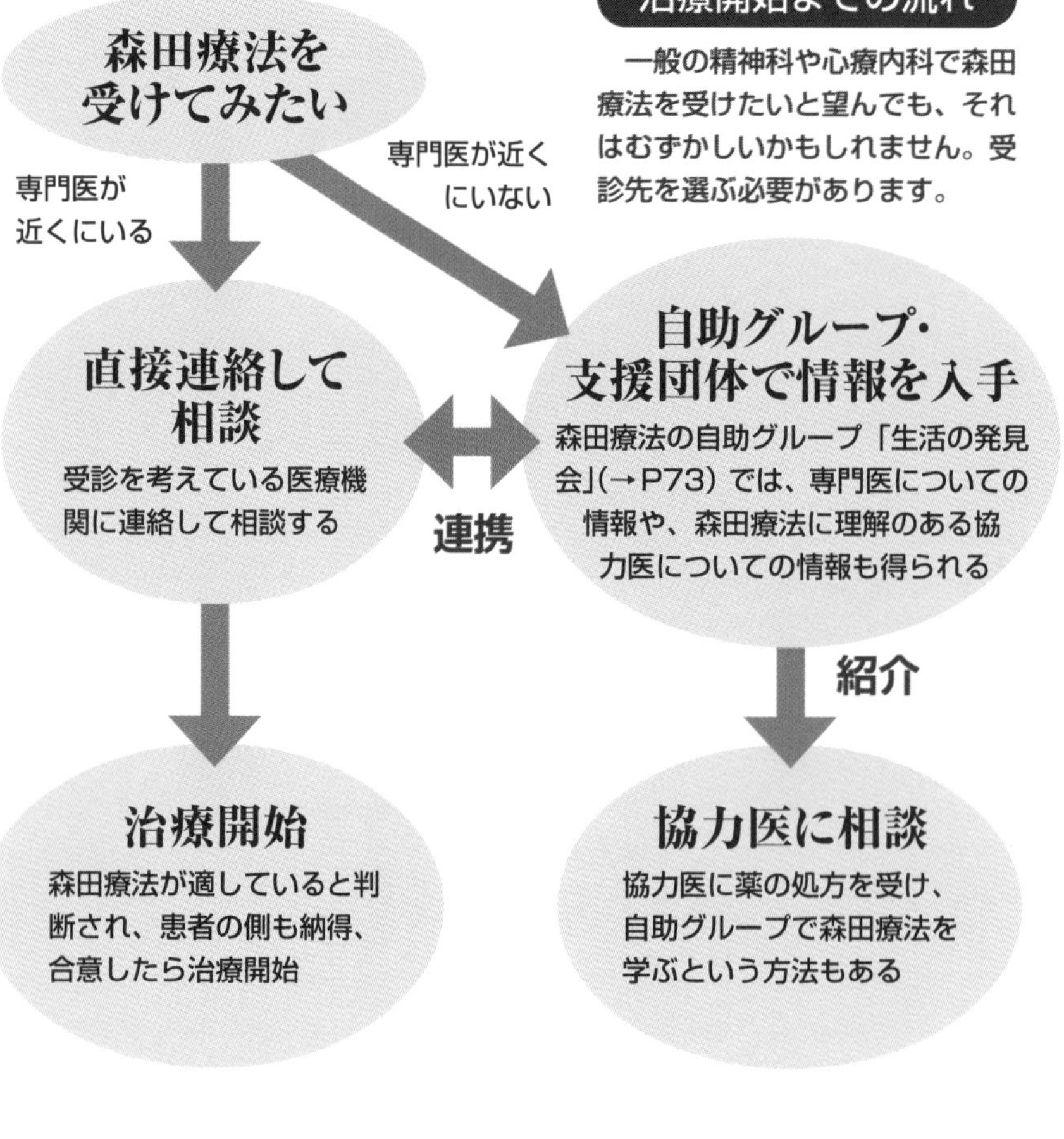
森田療法を受けてみたい
専門医が近くにいる
専門医が近くにいない
直接連絡して相談
受診を考えている医療機関に連絡して相談する
連携
自助グループ・支援団体で情報を入手
森田療法の自助グループ「生活の発見会」(→P73）では、専門医についての情報や、森田療法に理解のある協力医についての情報も得られる
紹介
治療開始
森田療法が適していると判断され、患者の側も納得、合意したら治療開始
協力医に相談
協力医に薬の処方を受け、自助グループで森田療法を学ぶという方法もある

病院名	住所	電話番号
大通公園メンタルクリニック	北海道札幌市	011-233-2525
札幌医科大学附属病院神経精神科	北海道札幌市	011-611-2111（代表）
白峰クリニック	埼玉県さいたま市	048-831-0012
立松クリニック	千葉県船橋市	047-493-0710
森田療法研究所・北西クリニック	東京都渋谷区	03-6455-1411
東京慈恵会医科大学附属病院精神神経科	東京都港区	03-3433-1111（代表）
セラピイ青山クリニック	東京都港区	03-3403-7873
飯田橋メンタルクリニック	東京都千代田区	03-3237-5558
ピュシス統合医療クリニック	東京都千代田区	03-6823-8070
光が丘医院	東京都練馬区	03-3999-7735
光洋クリニック	東京都新宿区	03-6228-1777
たかはしメンタルクリニック	東京都世田谷区	03-5717-3458
東急病院心療内科	東京都大田区	03-3718-3331（代表）
調布はしもとクリニック	東京都調布市	042-486-7833
潤クリニック	東京都調布市	042-480-0556
顕メンタルクリニック	東京都八王子市	042-663-7613
東京慈恵会医科大学森田療法センター	東京都狛江市	03-3480-1151（代表）
細谷皮フ科	東京都狛江市	03-3430-5688
しなのメンタルクリニック	神奈川県横浜市	045-821-2583
★メンタルホスピタルかまくら山	神奈川県鎌倉市	0467-32-2550
★浜松医科大学医学部附属病院精神科神経科	静岡県浜松市	053-435-2111（代表）
★三島森田病院	静岡県三島市	055-986-3337
大阪公立大学医学部附属病院神経精神科	大阪府大阪市	06-6645-2331
すばるクリニック	岡山県倉敷市	086-525-8699
高知大学医学部附属病院精神科	高知県南国市	088-866-5811（代表）
九州大学病院精神科神経科	福岡県福岡市	092-642-5640
福岡心身クリニック	福岡県福岡市	092-477-8181
三善病院	福岡県福岡市	092-661-1611

（2024年２月現在。編集部調べ。★印は入院治療の可能な施設）

森田療法を受けられる主な医療機関

森田療法は、保険診療の一環としておこなわれることもあれば、治療内容や医療機関によっては、健康保険の適用を受けない自由診療とされる場合もあります。

また、複数の医師のいる医療機関では、森田療法以外の治療方法を実施している場合もあります。受診前に各医療機関に連絡を取り、森田療法を受けたい旨を伝え、詳細を確認してください。

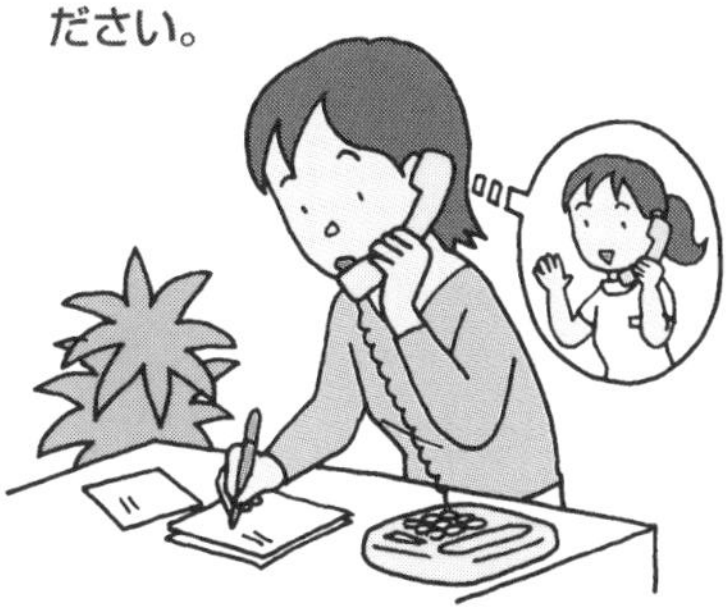

治療の進め方、治療期間のめやす、費用などは医療機関によって異なる。事前に連絡し、気になる点は確認しておこう

治療のスタイル

伝統的な入院療法と現在主流の外来森田療法の違い

現在、森田療法のほとんどは外来で進められます。治療スタイルが変化した理由は先述のとおりです（→P13）。外来で受けられるようになり、治療対象は広がっています。

多くの人に有用な治療法へと変化

伝統的な森田療法は、治療者と患者たちとの家族的なつながりを重視していました。入院中、実生活とは異なる環境で数ヵ月間に及ぶ共同生活・共同作業を体験することで、不安は不安としてもちつつ、目の前のことを自然に、自由にできるようになることを目指したのです。効果的ではありましたが、退院後、もとの環境に戻ると、また不調に陥る人もみられました。

一方、外来森田療法では一人ひとりが治療者と対話を重ね、これまでの生活を続けながら生き方の改善点を見出していきます。より応用の利くスタイルに変化しているのです。

同じ森田療法でも特徴は違う

入院療法を基本とする伝統的な森田療法と、外来で受ける森田療法（外来森田療法）では、その特徴は異なります。

入院療法

実生活から離れた場で体験を重ねる修行的な治療システム

- 神経症に悩む人が、これまでの生活を遮断し、治療の場で長期間過ごす
- 共同生活を送り、仲間とともに主体的に作業に取り組みながら、自ら気づきを得ることを目指す
- 実生活でひきこもっていた人などには効果的

外来療法

治療者と対話を重ね、ゆるやかな変化を目指す

- さまざまな悩みをかかえる人が、治療者との対話や日記のやりとりを重ね、気づきを得る
- 一人ひとりの状態に合わせて柔軟な対応が可能
- 仕事・学校を休まなくても治療を受けられる

日記療法

入院療法でも用いられたが、外来療法ではより重要な治療手段に（→P67、70）

通信療法

電話やオンライン、メールでの相談は通信療法と呼ばれる。通院がむずかしい場合の治療スタイル

プログラム化され、段階的に進める入院療法

入院森田療法は4期に分けてプログラム化されています。現在、入院療法を受けられる施設はわずかですが、基本的な流れは共通です。

臥《が》褥《じょく》期《約1週間》　ひたすら横たわる

薄暗い部屋の中で、食事・トイレ以外は横たわって安静に過ごします。さまざまな感情・欲求がわき起こってきても向き合うしかありません。やがて、なにかしたいという欲求が芽生えてきます。

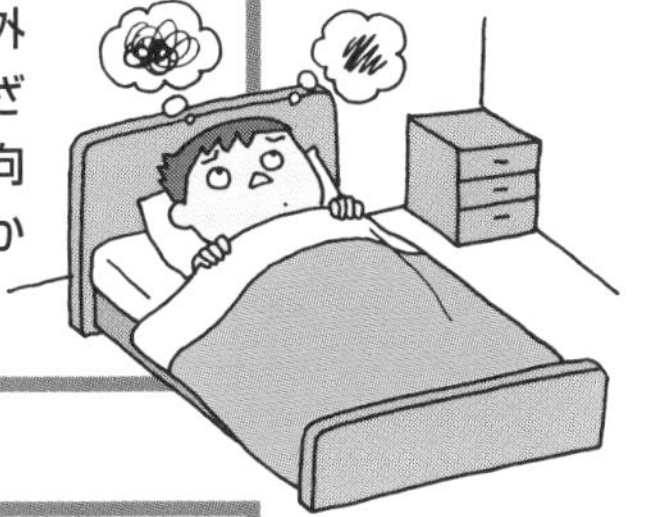

軽作業期《約1週間》　共同生活の開始

入院しているほかの患者との共同生活に入り、簡単な掃除などの軽作業、先輩の手伝いなどをして過ごします。日記の記入や、治療者との面接も始まります。

共同生活への不安や恐怖はあっても、行動はできることを実感、体得していきます。

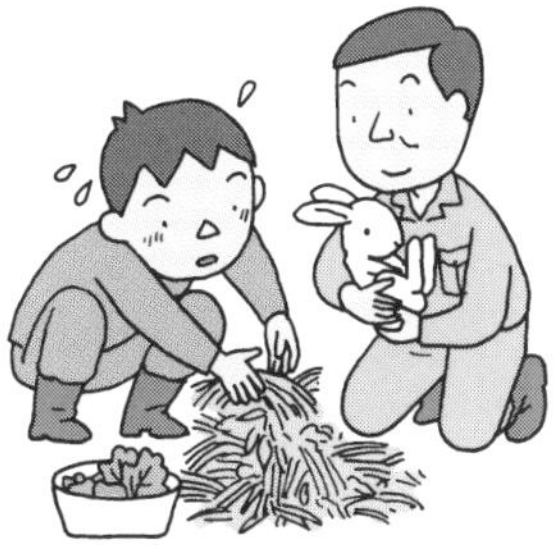

重作業期《2〜3ヵ月》　責任ある役割を担う

家事一般、畑仕事、動物の世話、陶芸など共同作業の範囲が広がり、作業量も増えます。ほかの人と話し合い、さまざまな役割を担当しながら自主的に作業に取り組み、ひととおりの作業を経験したら、取りまとめ役を任されます。

社会復帰期《約1ヵ月》 実生活への復帰に向けて準備する

日常生活に戻れそうと判断されたら、退院後の生活に備えた準備を始めます。外泊を増やす、施設から通勤・通学するなど、少しずつならしていくこともあります。

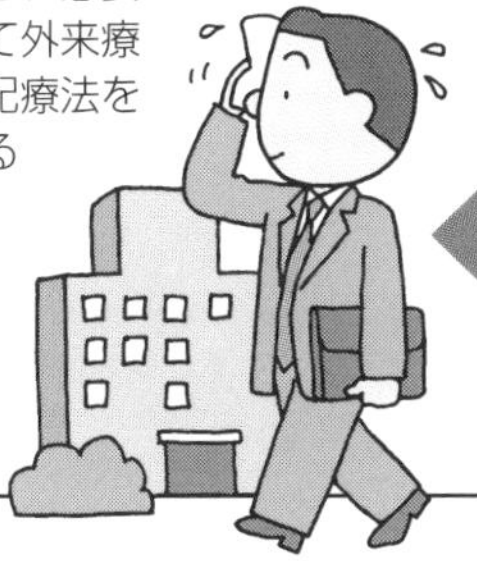

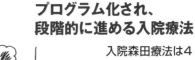

退院後も、必要に応じて外来療法や日記療法を継続する

外来療法①

通院し、対話を重ねながら悩みの解決を目指す

外来森田療法では、医師（治療者）との面接がくり返されます。対話を重ねるうちに悩みのとらえ方が変わり、自分らしい生き方がみえてくれば治療は成功です。

対話を重ねながら治療を進める

外来での治療は、定期的に治療者と面接し、対話を重ねるスタイルで進めていきます。

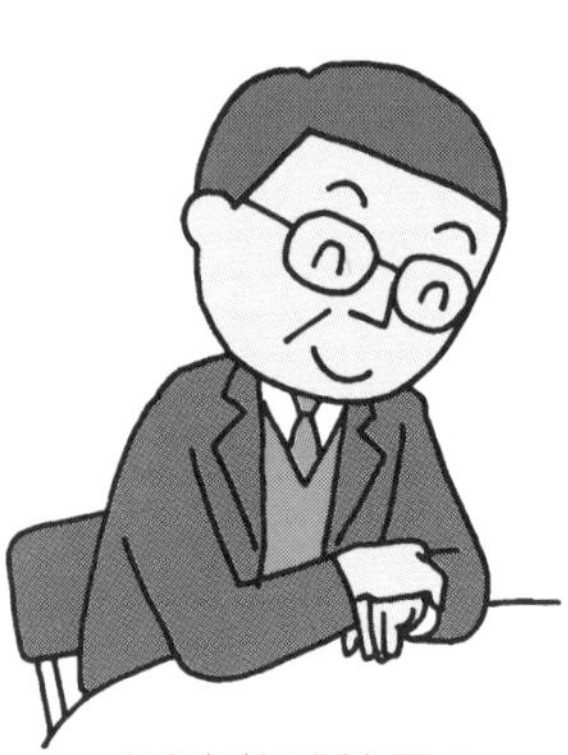

まず患者の話を聞き、アドバイスする

進み方

各段階を行ったり来たりしながら目標に近づいていく

不安や症状への態度を見直す

これまで不安や症状にどう対応してきたか、本人の態度に焦点を当てたやりとりを重ねていきます。

生活への態度を見直す

不安や症状はあっても、生活のなかで、人は多くのことができます。逃げたり、避けたりしてきた状況とのつきあい方を体験的に学んでいきます。

自分らしい生き方の探求

「生への欲望」に気づき、不安や症状を受け入れながら生活し、自己理解を深めます。今後、どのように生きていくかを話し合い、現実との折り合いをつけていきます。

目標

あるがまま、自分らしい生き方ができるようになることを目指す

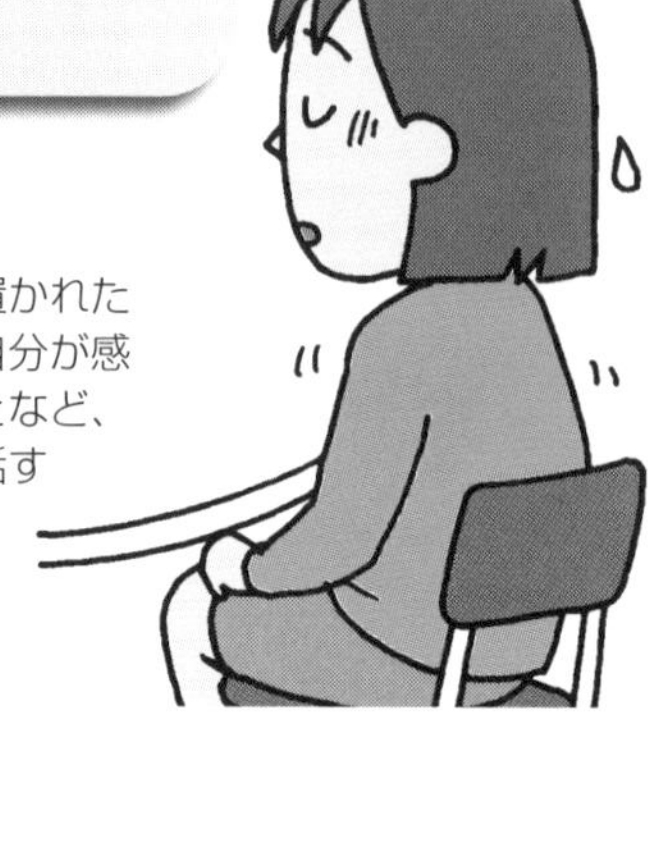

自分の置かれた状況、自分が感じたことなど、率直に話す

悩みが生まれる状況にも目を向ける

伝統的な森田療法では、悩みの原因は「不問」としてきました。不安は自然に生まれるもの、それを防ぐことはできないと考え、個々の事情を深く追求しなかったのです。一方、現代の外来森田療法では、これまでの経過や生活状況なども、少し踏み込んでみていきます。複雑化した現代社会では本人を取り巻く環境にも目を向けなければ、問題点がみえにくいこともあります。患者さんは、治療者との対話や、日記のやりとりを通じて自分の体験の意味や問題点を明確化していきます。

柔軟なやり方で治療できる

短期間で改善に向かう人もいれば、じっくり時間をかける必要がある人もいます。外来療法では、一人ひとりの状態に合わせて柔軟に対応していくことが可能です。

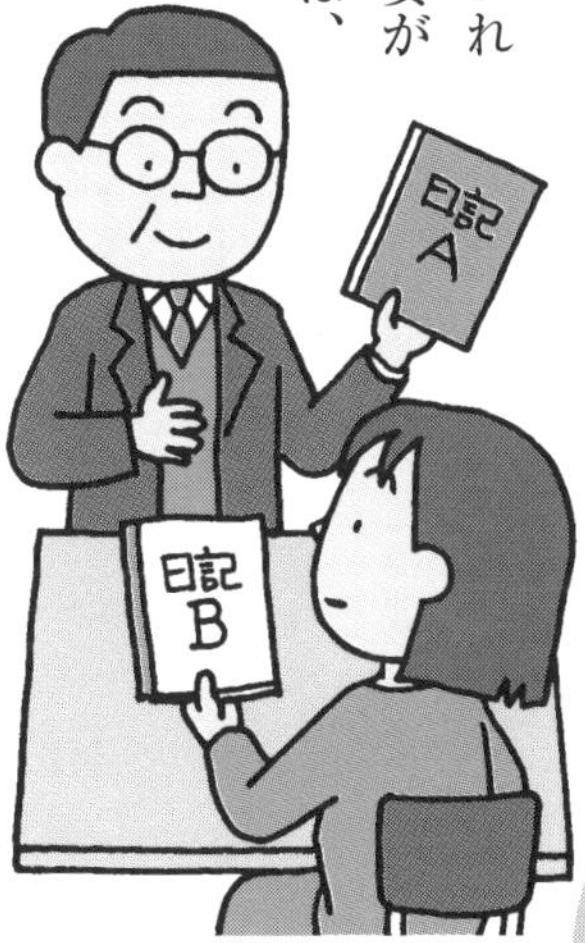

日記 A
日記 B

2冊の日記帳※を面接時に交換。その場で日記の内容を吟味することもある

※メールを使うこともある

2つの方法で悩みにアプローチ

外来療法には、しばしば日記療法が併用されます（→P70）。面接と日記の記入により、自己理解を深めることが期待できますが、日記が苦手なら、定期的な面接のみで治療を進めることもあります。

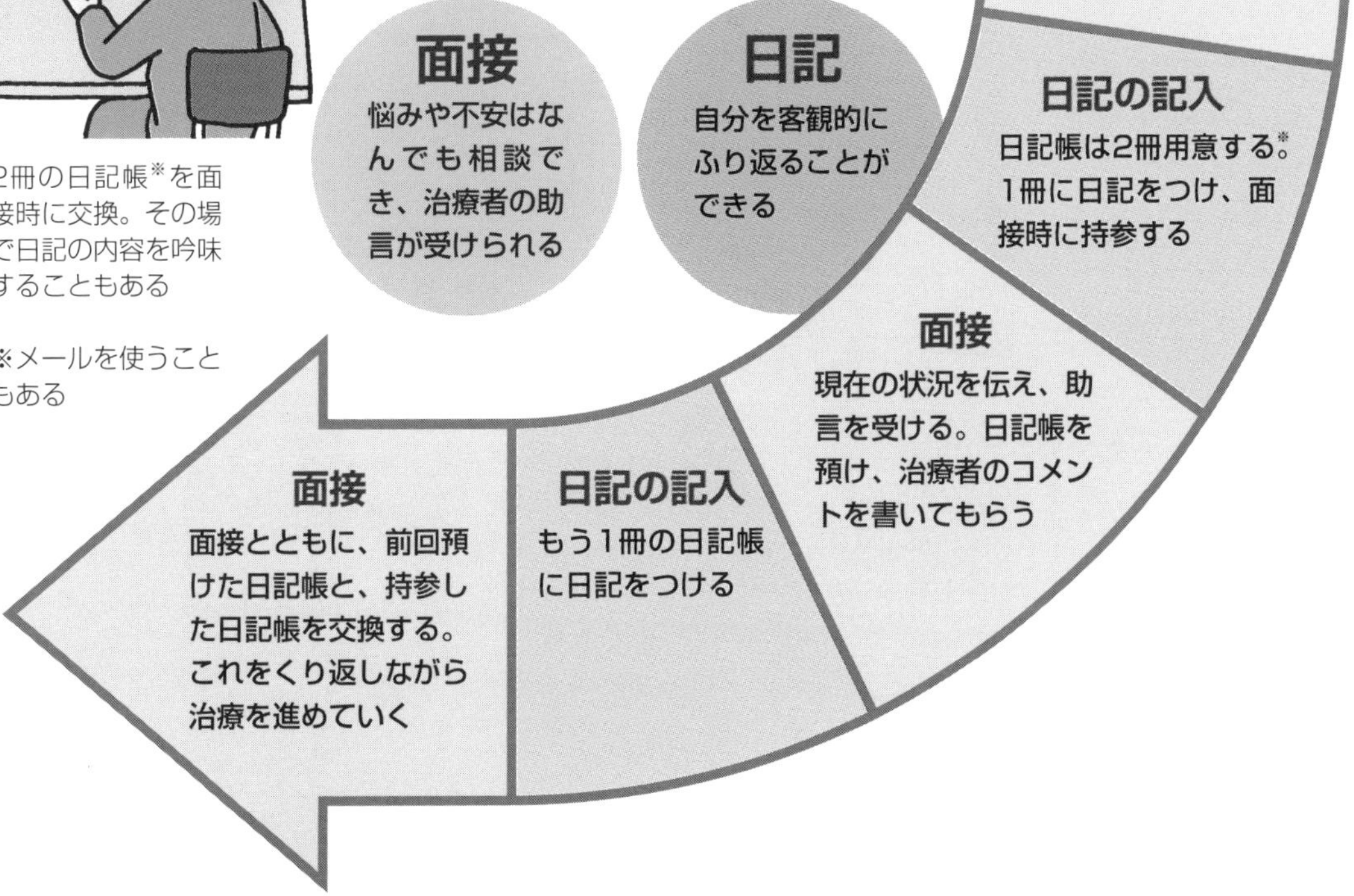

面接
悩みや不安はなんでも相談でき、治療者の助言が受けられる
日記
自分を客観的にふり返ることができる
面接
悩みはなにか、どうなればよいと思っているのか、自分の置かれている状況など、率直に話す。1回の面接時間はまちまち
日記の記入
日記帳は2冊用意する。※ 1冊に日記をつけ、面接時に持参する
面接
現在の状況を伝え、助言を受ける。日記帳を預け、治療者のコメントを書いてもらう
日記の記入
もう1冊の日記帳に日記をつける
面接
面接とともに、前回預けた日記帳と、持参した日記帳を交換する。これをくり返しながら治療を進めていく

外来療法②

家族の変化が本人の回復につながることもある

悩みを生み出す環境として家族関係は重要なものです。もっとも身近な家族の存在が、症状に大きく影響していることも少なくありません。

悩みを生みやすい家族間の問題

森田療法をおこなっていくうえでも、悩みの背後にある人間関係のあり方は無視できないものといえます。

自分の親との関係

子どもの心に大きなわだかまりを残し続けるような接し方をしてきた親は、俗に「毒親《どくおや》」といわれます。悩みをかかえている人は、原因探しの果てに「自分の苦しみは『毒親』のせい」という思いから逃れられなくなっていることもあります。

「家族神話」へのとらわれ

「家族とはこうあるべき」「こうでなければならない」などという家族間の暗黙のルールを、「家族神話」といいます。こうした家族を縛る「べき」思考が、家族関係の悩みのもとになっている場合があります。

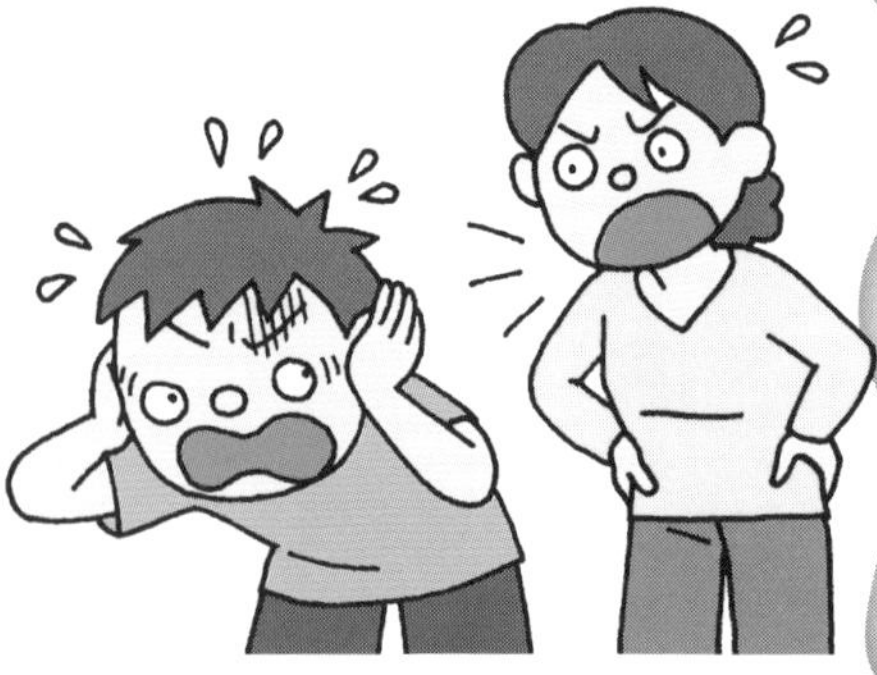

パートナー間の悪循環

夫婦などパートナー間では、関係をこじらせている問題を解決しようとする努力や、「自分が耐えればいい」などという思いが、むしろ事態を悪化させていくことがあります。

親子間の悪循環

子どもの気がかりな様子に親の注意を集中すると、ますます子どもの状態は悪化しやすくなります。不登校家庭などではしばしばみられる悪循環です（→P90）。

家族がいっしょに面接を受けることも

家族がかかえている問題を解決する糸口を探して、森田療法に興味をもつ人は少なくありません。とくに子どもの場合、多くはまず親が子どもの様子を心配して相談に訪れます。そこから子ども本人の受診につながることもありますが、なかには本人は一度も受診しないまま、親が面接をくり返すうちに子どもの状態が改善していくこともあります（→P90）。

また、自分自身の治療を目的に森田療法を受けている人の症状の裏に、家族関係の悩みが隠れていることもあります。とくに成人期・中年期の女性がかかえる慢性的な不安やうつの背後には、親との関係や夫婦関係の問題があることも多いのです。悩みをかかえている本人が一対一で治療者と面接を重ねるだけでなく、場合によっては家族も加わった家族面接がおこなわれることもあります。

家族関係を見直すために

家族に森田療法を受けさせたいと思っても、本人が乗り気ではないということもあるでしょう。そのような場合は、まず家族だけでも専門家に相談してみるとよいでしょう。

家族が治療者と面接を重ね、家族自身が変わる

家族が本人を変えようとする努力は、本人のさらなる悪化につながるおそれがあります。本人のことを心配する家族自身がこれまでの態度を見直し、変えていくことが悪循環を止める早道です。

本人が治療者と面接を重ね、家族とのかかわり方を見直す

変わる気のない人を変えるのは、相手がどんなに近しい関係の人であっても「できないこと」です。しかし、相手とのかかわり方は変えていくことができます。

問題解決のための話し合いはやめ、意識的に距離をとることで、関係性の悪循環が止まることもあります。

本人と家族がいっしょに面接を受ける

本人の症状に巻き込まれ、家族が困っている場合は、本人と家族がいっしょに治療者と面接を重ねることで、事態が好転することもあります。

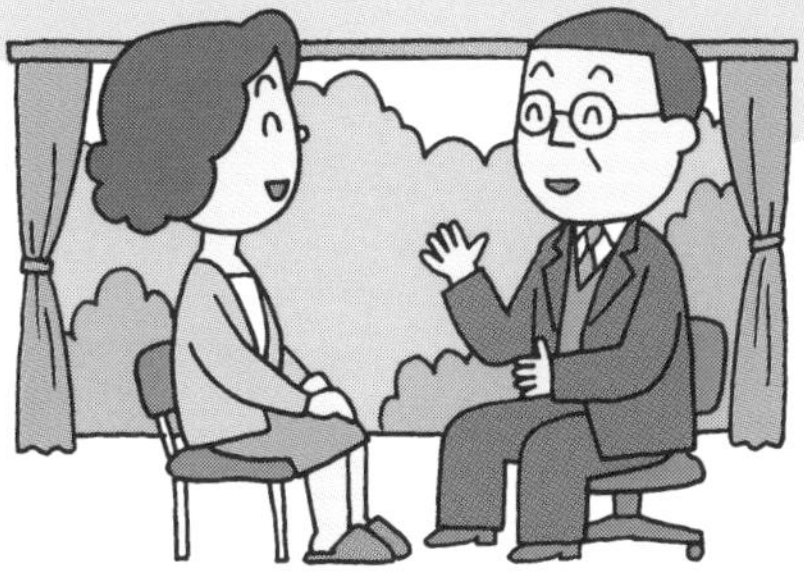

治療者と対話を重ねることで気づくことも多い

日記療法

日記やメールを書くことで、気持ちを整理する

日記をつけることは、森田療法の重要な治療手段です。毎日日記を書き、自分をふり返ることができる人は、森田療法による悩みの解決が可能な人といえます。

日記の記入例

1日1ページ、その日にしたこと、考えたことを感じたままに記していきます。書きためた日記を治療者に渡し、治療者がコメントを寄せます。日記を介したやりとりを通じて、治療者と語り合い、自己理解を深めていきます。

日付と治療日数

左端に書いておく。治療の進み方をふり返りやすい

○月×日
治療△日目

今度の会議で、報告しなければならないことがある。それを思うと緊張して、よく眠れない。

今日は、会議用の資料づくりで終わってしまった。睡眠不足のせいか体調もすぐれない。

このまま病気になれば会議に出なくてすむ。つい、そんなことを考えてしまう……


（コメント）そんなときはだれでも眠れないもの

（コメント）資料をそろえられてよかった

○月□日
治療▽日目

いよいよ会議の日がきた。

報告は思ったより短時間で済んだ。

しかし、報告のあいだ中、ドキドキしていて顔は真っ赤になるし、口はまわらないし、きっと変に思われたに違いない。

こんなことではダメだと、会議後ひどく落ち込んで仕事に身が入らなかった……


（コメント）ハラハラ、ドキドキしてもよし

（コメント）報告できた事実を大切に

治療者のコメント

日記の内容に応じたアドバイス、励ましや評価などをわかりやすくシンプルに

その日の出来事

行動や経験、考えたことや感じたことなどを自由に書く。不安や症状だけでなく、日々の生活をできるだけ具体的に記載する

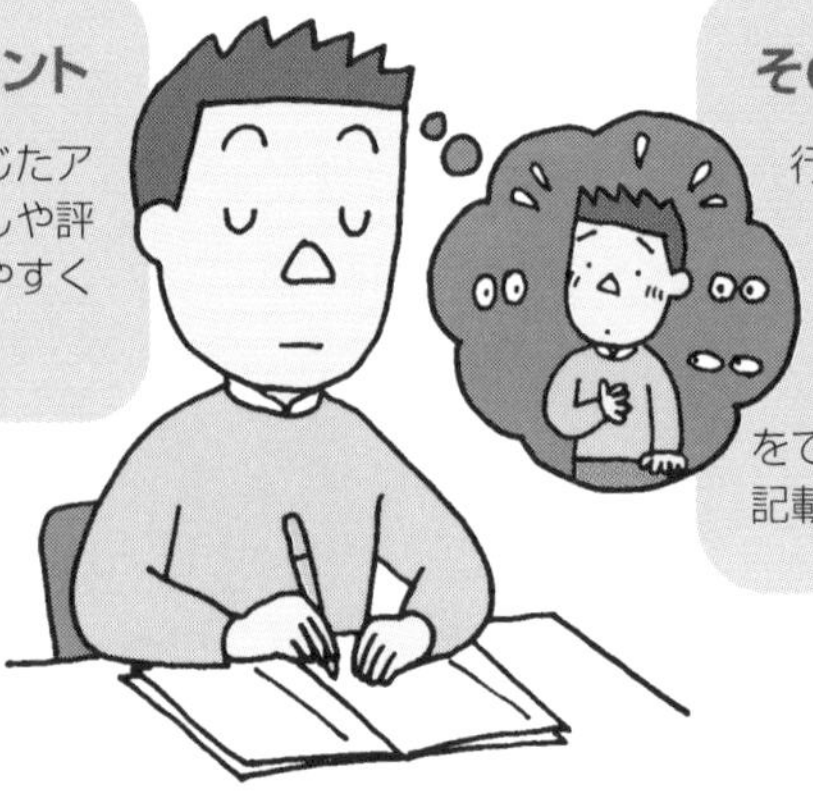

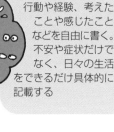

自分を見つめ直すきっかけになる

面接と同等の治療効果がある

日記療法は外来療法と併用されるだけでなく、定期的な面接がむずかしい場合などは治療のメインになることもあります。日記をつける、それに対して治療者がコメントを付記し、気づきを促す——こうしたやりとりを通じて、面接と同等の治療効果を得ることができます。

悩みを自分の中に保持し受け止められるようになる

悩みをかかえている人は解決を急ぐ人でもあります。悩みを今すぐ解消したいという思いが悪循環をまねき、悩みを深めることにつながっています。

日記をつけるとき、悩みはいったん自分の内部に受け止められ、言葉に置き換えられます。書かれた言葉は、何度も読み返すことができます。こうした作業をくり返すことで、悩みを悩みとして受け止めやすくなるのです。

進め方はいろいろ

通院を重ねる外来療法だけでなく、オンラインや電話で対話する通信療法でも、日記療法は重要な治療手段として利用されています。

外来療法と併用し、面接時に日記を持参する
（→P67）

記入した日記を郵送でやりとりする

日記帳ではなく、メールで治療者とやりとりする場合もある

書くことのメリット

- 体験を言葉にし、書き出すのは、それ自体が主体的な作業
- 自分を内省し、不安な感情などを主体的に受け止めようという態度を促す
- 記録として残るため、不安なときの支えになる

料金トラブルなどに注意する

「日本森田療法学会員」を名乗る人がオンラインでの相談、メールでのやりとりなどで支援をおこなうとして参加者を募り、高額な料金を請求するケースもあるようです。

日本森田療法学会は、医師、心理師（士）などの資格の有無を問わず、森田療法に関心のある人を受け入れています。日本森田療法学会員といっても、認定を受けた医師や心理療法士とは限りません。

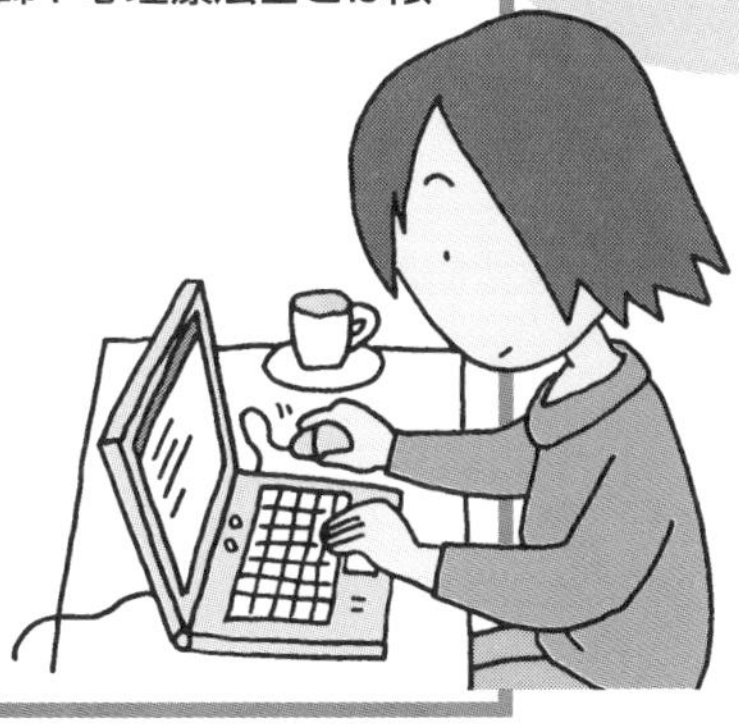

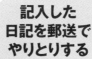

森田療法の専門家といえるかどうか、見極めが必要（→P61）

自助グループ

同じような悩みをもつ人とともに学び、支え合う

同じような悩みをもつ人たちが集まり、支え合いを中心に活動するグループが「自助グループ」です。自助グループへの参加は、森田療法を実践する大きな力になるでしょう。

「学習」によって森田療法を広めてきた

森田療法には自助グループや、支援団体があります。

自助グループの発足は、もっぱら医療の場でおこなわれる「治療法」だった森田療法を、理論として学習できるものへ変えていきました。医療行為としてだけでなく、だれもが取り組める学習の対象となったことで、森田療法の考えは多くの人に知られ、受けられるようになっていきました。

自助グループや支援団体には、森田療法を学ぶことで悩みを克服してきた人たちが、今、悩み苦しんでいる人を支えるという面もあります。参加、利用を検討してみるとよいでしょう。

自助グループが果たす役割

自助グループは、医療の場で「治療法」として実践される森田療法を補完する役割を果たしています。

学ぶ

森田療法の理論を学ぶ機会をつくる

つなぐ

情報提供し、治療者と患者、患者どうしをつなぐ

交流する

各地で開催されている会合の場では、互いの悩みを打ち明けあったり、先輩会員の体験談やアドバイスを受けたりといった体験交流がおこなわれている

それぞれがかかえる悩みの内容は違っていても、苦悩しているのは同じ。さまざまな人と出会えるきっかけに

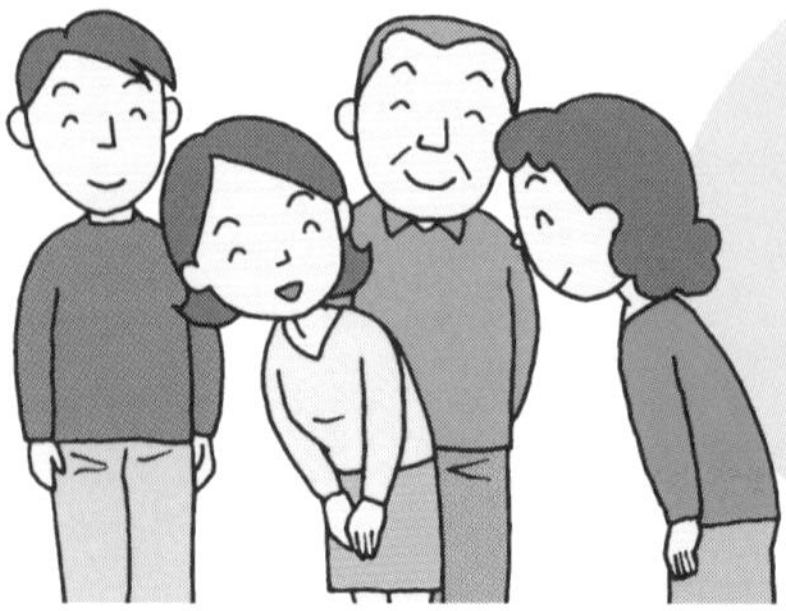

▼主な自助グループ・支援団体

■NPO法人「生活の発見会」
1970年に設立された、森田療法の自助グループ。学習会や各種の会合など、さまざまな活動をおこなっている（https://hakkenkai.jp）

■（公益財団法人）メンタルヘルス岡本記念財団
1988年に設立された支援団体。森田療法に関する研究の助成や、セミナーの開催などの啓蒙活動などをおこなっている（https://www.mental-health.org）

どのような活動をしているか

森田療法の理論を学び、実践していくための支えになる活動をおこなっています。

情報発信

出版物やウェブでの情報提供

出版物やインターネット上のホームページを通じて、森田療法に関する講演記録や、悩みを克服した人々の体験談などの情報を発信。「生活の発見会」では、月1回、会員向けに機関誌を発行しています。

悩みの相談

個人的な相談も可能

個人的に悩みを相談できる場を求めている人に向けて、電話やメール、面談などによる相談の場を設けています。有償となることもあるので、各団体のホームページで確認を。

集談会・懇談会

各地で森田療法に関する学習会が開かれている

「生活の発見会」では、森田療法の理論を学ぶための学習会、初心者のための懇談会、集談会、テーマ別の集まりなどが定期的に開かれています。

さまざまな集まりがある

■初心者懇談会
自助グループへの参加を考えている人、入会から間もない人などを対象にした集まり。自室にいながらオンラインで参加できるガイダンス・セミナーも開かれています。

■集談会
体験者が悩みの克服体験を話す、どんな悩みをもっているのか参加者どうしがお互いに話し合う、森田療法の理論を学ぶなど、活動内容はいろいろです。

■テーマ別の集まり
悩みの内容や、参加者の年代などを限定した集まりも開催されています。

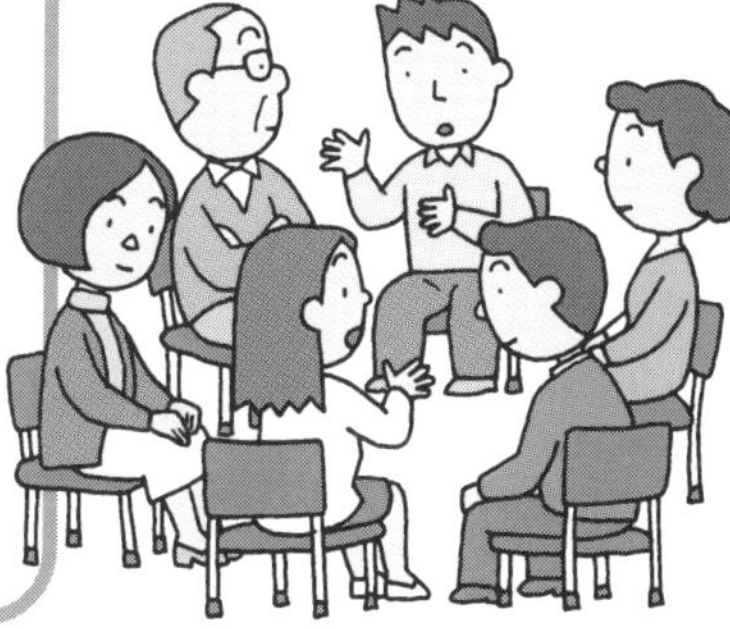

会合の場では、互いの悩みや体験などを話し合う

森田療法を知る
キーワード

恐怖に突入する

**恐怖を覚える場面を避けずに、
あえて立ち向かっていく――
それが「恐怖に突入する」ということです。
恐怖へのとらわれから脱却することにつながる体験です。**

避けようとするから恐怖が増幅していく

不安や恐怖は、避けようとすればするほど強まっていくものです。「人と接するのが怖い」「電車に乗れない」など、不安や恐怖を感じる状況や対象はさまざまですが、いずれにしろ、恐怖場面を敵視することで、不安感、恐怖感は増し、できないことも増えていきます。

目的を果たすために飛び込めば恐怖は薄れる

不安や恐怖が大きくなればなるほど、あえてそれに立ち向かうことなど、とてもできないと思うかもしれません。

それでも森田療法は、その時々の目的を果たすために、「不安が起こるなら起これ」「不安なまま踏み出そう」という気持ちで恐怖場面に飛び込んでみることをすすめます。

このとき想像以上の不安や恐怖が起こることはありません。「幽霊の正体見たり枯れ尾花」という言葉もあるように、恐怖はあれこれ思い描くから増幅するのであって、実際に行動すれば、大したものではないことが実感できます。そうした体験を重ねることで、恐怖のとらわれから脱却できるのです。

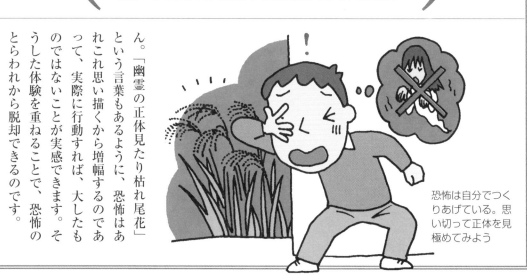

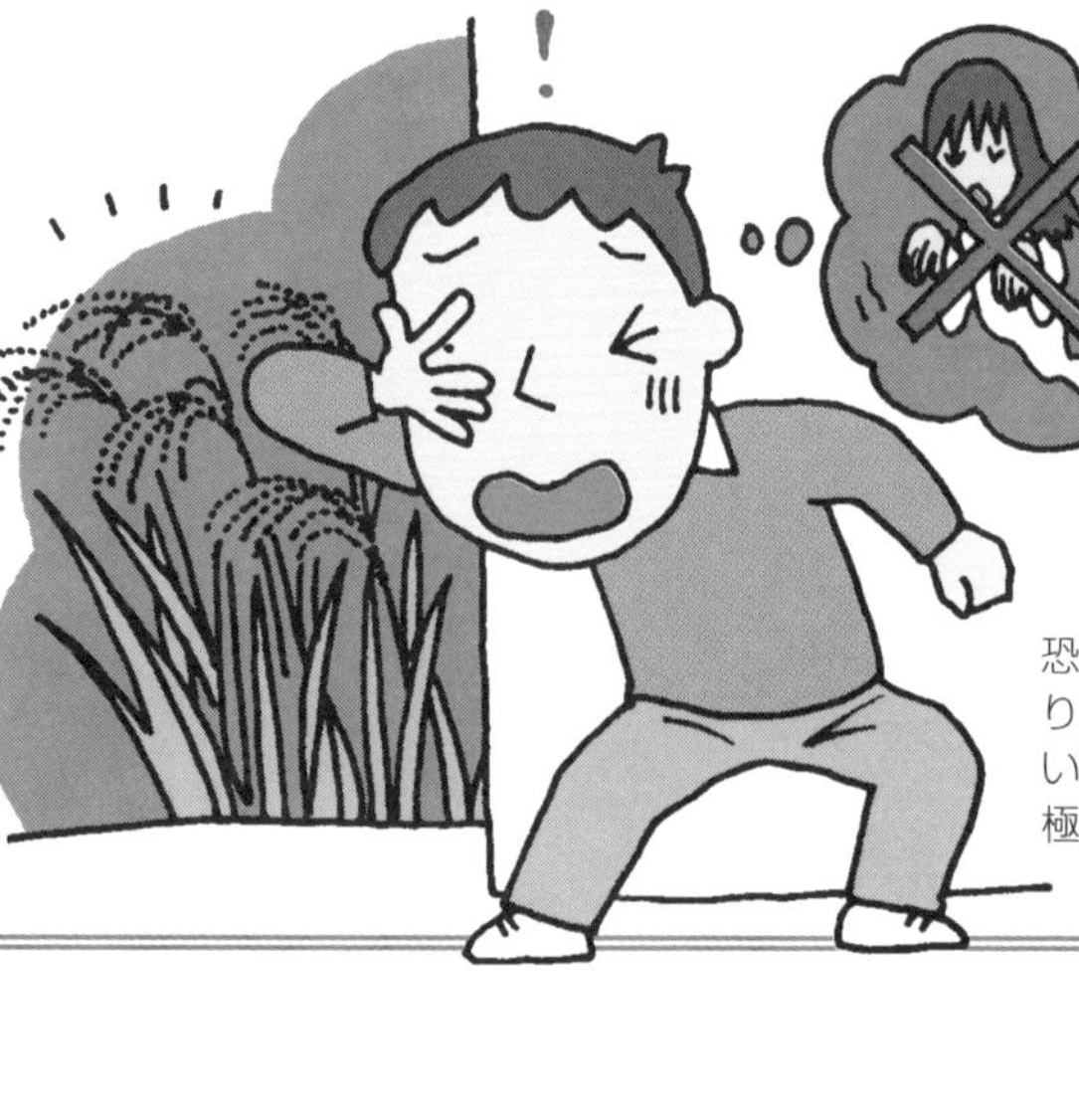

恐怖は自分でつくりあげている。思い切って正体を見極めてみよう

第5章

森田療法で「不安」「うつ」を治す

ますます複雑化が進む社会のなか、
不安にとらわれて苦しんだり、うつで悩んだりしている人が増えています。
こうした苦悩をかかえている人に、森田療法がどのように役立つのか——
具体的な例を挙げながら、回復の道を歩んでいく様子を示していきます。

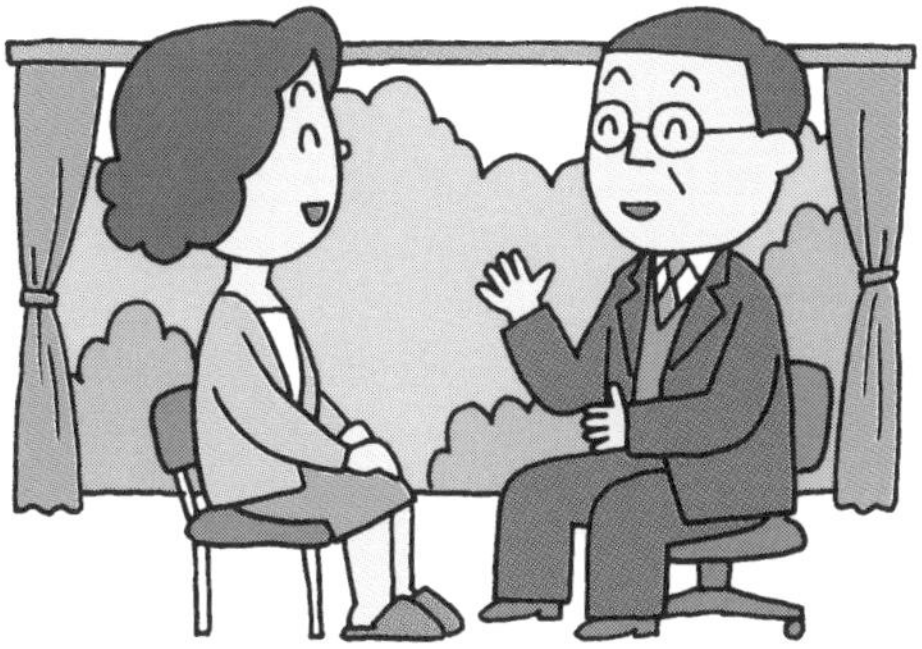

うつとは

長引くうつは薬だけでは回復しにくい

心の問題をかかえ、医療機関にかかる人の数は増え続けています。なかでも多いのは抑うつの症状をかかえている人で、服薬しても治りにくいことが少なくありません。

長引くうつが増えている

近年、抑うつに苦しむ人が増えています。うつ病の診断基準に当てはまるほどの重い症状でなければ、適応障害、あるいは気分変調症（持続性抑うつ障害）などと診断されることもあります。

軽症だから治りやすいともいえません。気分変調症は神経症性抑うつなどともいわれ、慢性化しやすいのが特徴です。休養と服薬が有効とされる内因性うつでも、なかなか回復しないまま漫然と服薬を続けている人が少なくありません。そのような場合には、ものごとの受け止め方を見直し、人生の再構築につなげる森田療法が役立つ可能性があります。

現代のうつの特徴

ストレスの多い社会を反映し、うつは珍しい症状ではなくなっています。

1 ストレスの多様化

同調圧力の強まりや情報化が進む一方で、能率主義、個人主義も進み、自分のストレスは自分で解決しなければならなくなってきています。

2 薬や休養が効きにくい

軽症の患者さんが増えているといわれますが、治療が簡単というわけではありません。

3 治りにくい、くり返しやすい

治療期間が延び、のべ患者数が増えています。

▼本書での定義

抑うつ

気持ちが落ち込み、ゆううつな気分が続く状態

気分の低下

身体症状

うつ

抑うつのほか、気力や興味・関心の低下、悲観的な考え方、死にたい気持ちといった精神症状や、眠れない、食べられない、疲労感が強いなどといった身体症状がみられる状態

うつのタイプ

うつは心因性、内因性に大別されます。心因性うつのなかでも慢性化しやすく回復しにくいのが神経症性抑うつで、内因性うつと区別しにくい場合も少なくありません。

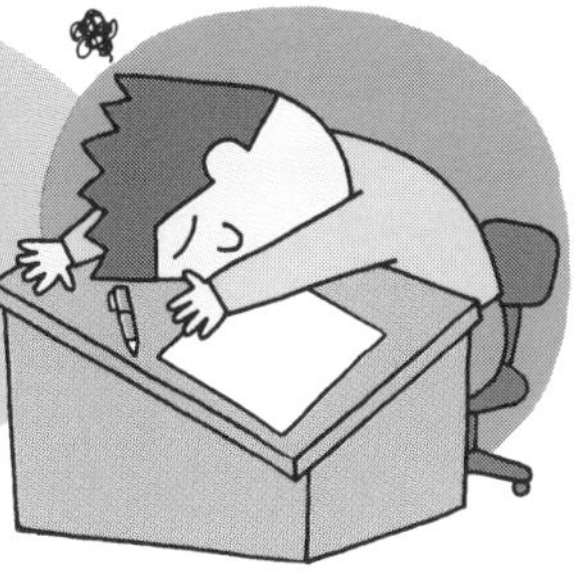

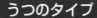

反応性うつ

だれにでも起こりうる一時的な症状

心因性うつ

喪失体験、環境の変化など、強い心理的ストレスの影響で発症する

内因性うつ

体質的な「なりやすさ」があると、日常的なストレスでも発症しやすい

性格的な要素

きちょうめん、まじめ、責任感が強い、他人の目が気になる、自分を抑えた「いい人」、完璧主義者　など

神経症性抑うつ

気分変調症などと呼ばれる。「できないこと」にとらわれ、落ち込み、不安、ゆううつ、悲しみ、無力感、悲嘆に暮れた状態

▼経過

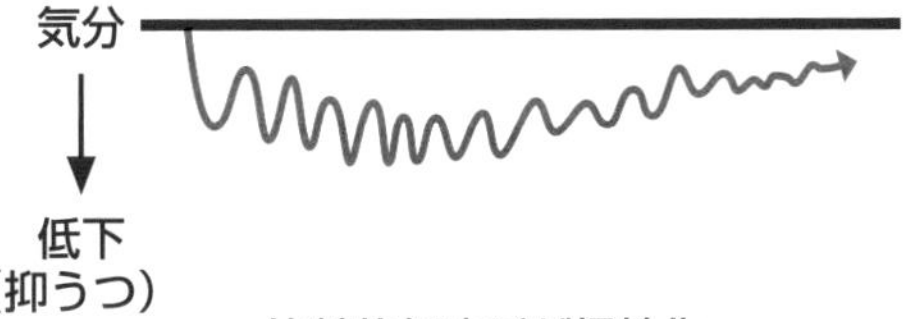

気分
低下
（抑うつ）

比較的軽症だが慢性化しやすい

内因性うつ

いわゆるうつ病。うつと躁（気分がいちじるしく高揚した状態）をくり返す双極性障害も含まれる。単なる抑うつではなく、より身体症状が強い

▼経過

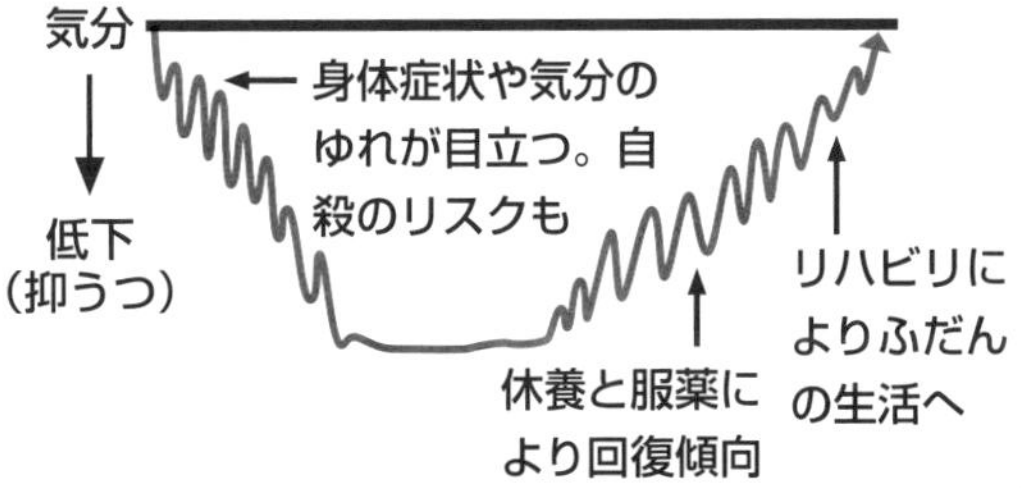

気分
低下
（抑うつ）
身体症状や気分のゆれが目立つ。自殺のリスクも
休養と服薬により回復傾向
リハビリによりふだんの生活へ

長引くうつ①

「よい子」「がんばる人」が陥りやすい罠

まじめで責任感の強い、完璧主義の人は、周囲の期待に応えようとがんばり続けることが多いもの。できないことまでやろうとがんばり、調子を崩す人も少なくありません。

ケース①Ａさん 神経症性抑うつ・思春期の例

「よい子」のうつ。自分を抑え続けて変調をきたす

　みんなに「よい子」と思われていたＡさんが、友人間のトラブルに巻き込まれたことをきっかけに突然、不登校に。過眠が続き、ときに過食、体をかきむしるなどの自傷行為がみられるようになりました。精神科にかかっても改善せず、親のすすめで森田療法を受けることになりました。

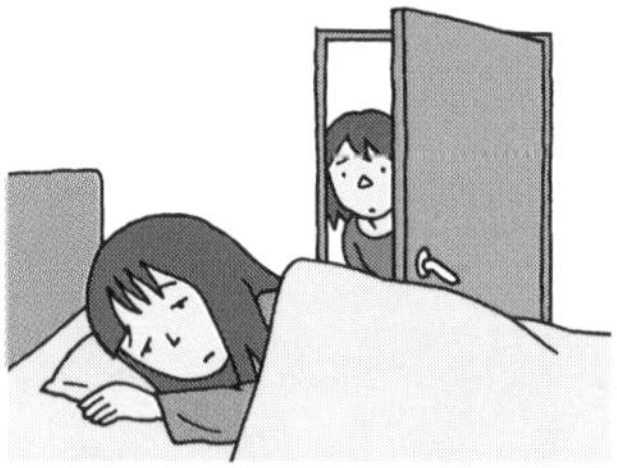

▼森田療法を受け始めてから

わかってきた本当の気持ち

　治療者と対話を重ねるうちに、Ａさんの本音が見えてきました。

- ●友だちに相談されればいやと言えずに話を聞き、仲間内では明るく盛り上げ役をつとめ、あとでぐったりしていた
- ●仲がよいと思っていた友だちに素っ気なくされ、傷ついた
- ●学校のことを考えるだけで苦しくなる

↓

「このまま」を受け入れつつ、新たな行動へ

　治療者は現状を肯定しながら、新たな取り組みを促していきました。

- ●「〇〇したい」と思うまでなにもしない。学校には行かない。過眠・過食も止めない
- ●自傷は過緊張がまねく自然な対処法。生き方が変われば自然におさまる。体ではなく枕などをたたく
- ●好きだった「絵を描くこと」をすすめる

↓

復学にあたってのアドバイス

　学校に戻ろうと考えるようになったＡさんに、治療者は右のような助言をしました。

- ●人に合わせず自分のペースを守ろう。いやなときはさっと逃げ出す能力を磨こう
- ●好きなことは大切に

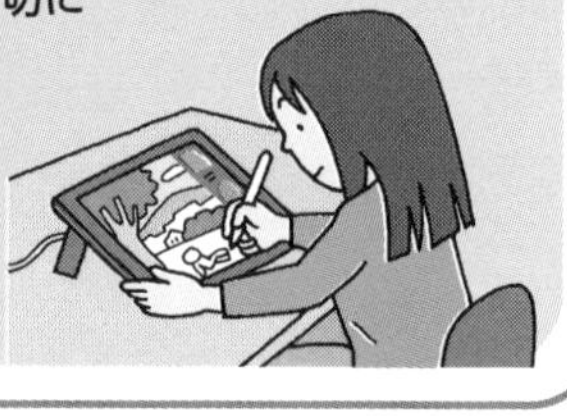

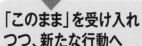

高校を卒業したＡさんは、美術系の学校で学び始めた

ケース②Bさん
神経症性抑うつ・青年期の例

新入社員として はりきって働いていたが……

新入社員のBさんは入社後、とてもがんばって仕事をしてきましたが、しばらくして抑うつが強くなり、仕事でミスをくり返すように。精神科で処方された抗うつ薬を飲んでいますが効果がなく、このままでは仕事を続けられないと絶望的になり、森田療法をおこなっている医療機関を訪ねました。

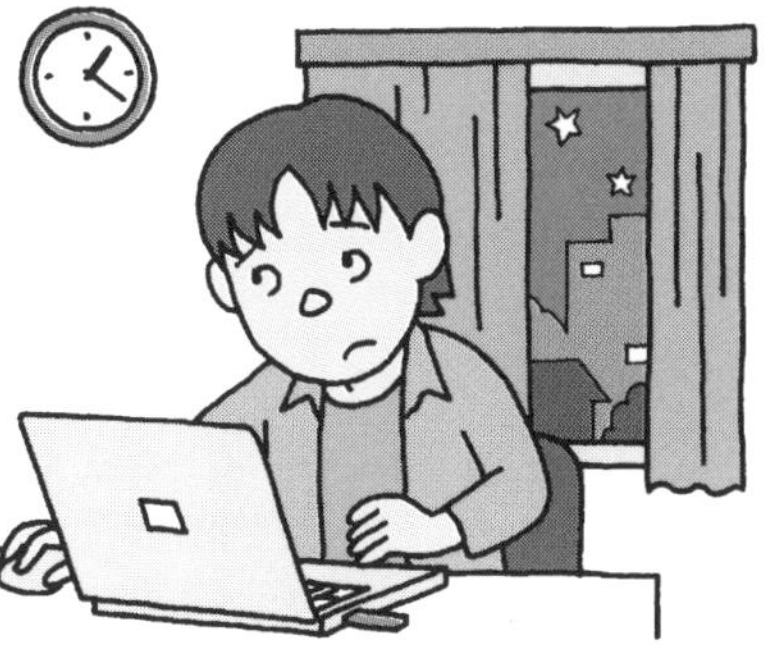

やり手で厳しい上司に評価されようと朝から晩まで働き、家でも仕事の勉強をしてきた

▼森田療法を受け始めてから

これまでの様子をふり返る

気分が落ち込んで頭が働かないというBさんの悩みは、右の2点にまとめられます。

- 職場の人とうまくコミュニケーションがとれない
- ささいなことが気になり仕事が進まず、ミスが増えてきた。評価が下がりそうで不安

治療者が伝えたこと

治療者はBさんに森田療法の原則を伝え、そのうえで具体的な対応策を助言しました。

- 完全・完璧を求めすぎている。「できること」「できないこと」を分けよう（→P50）
- 仕事上のコミュニケーションは、あっさり、短く簡単でよい。同僚などとのつきあいの場でも、無理に話そうとしないでよい

開き直ったら事態は好転した

どう評価するかは相手の問題と開き直り、自分なりのペースで仕事に取り組めるようになってきたBさん。かかえこまずに周囲に相談するようになった結果、以前よりスムーズかつミスなく仕事が進むようになりました。

趣味の活動を増やしたら、職場の人間関係に頭を悩ますことも減りました（→P83）。

自分で自分を追い詰めやすい

周囲の期待に応えようという気持ちや、「期待外れだ」という評価を恐れる気持ちが、自分で自分を追い詰めていくことがあります。周囲から「よい子」「いい人」と思われている人ほど、注意が必要です。

回復を妨げているものを知り、抜け出す

長引くうつから抜け出すには、自分の状態を客観的にとらえる必要があります。自分にとっては当然の「べき」思考が、回復の妨げになっていることもあります。

うつ病で休職中。復職を前に強い不安が

ケース③Cさん
神経症性抑うつ・中年期の例

母親に厳しく育てられ、過敏性腸症候群や自傷行為があったというCさん。専門職に就き活躍していましたが、家族の不幸が重なった30代でうつ病に。病状は一進一退で、現在3回目の休職中。復職を前に不安、恐怖が強くなり、今までとは異なる治療を求めて森田療法を受け始めました。

▼森田療法を受け始めてから

自分の状況に気づく

治療者は、「よくがんばってきました」とねぎらいながら、Cさんが陥っている状況を明らかにしていきました。

- なにごとにも「こうであるべき」と完璧さを求め、過度の緊張が続いている警告としての抑うつであること
- 母親への嫌悪感は、今までのことを考えれば妥当で自然な感情。嫌っていていい

↓

状況を踏まえたうえでのアドバイス

復職を前に「うまくいかないのでは」などと思い悩み、過去のさまざまなことを悔いているCさんに、治療者は右のような助言をしました。

- 職場に体を運び「今ここ」で起こることを経験する
- 人がどう思うかより、仕事をするという目的が果たせればそれでいい
- 母親とは距離をとろう。なにか言ってきても放っておけばよい

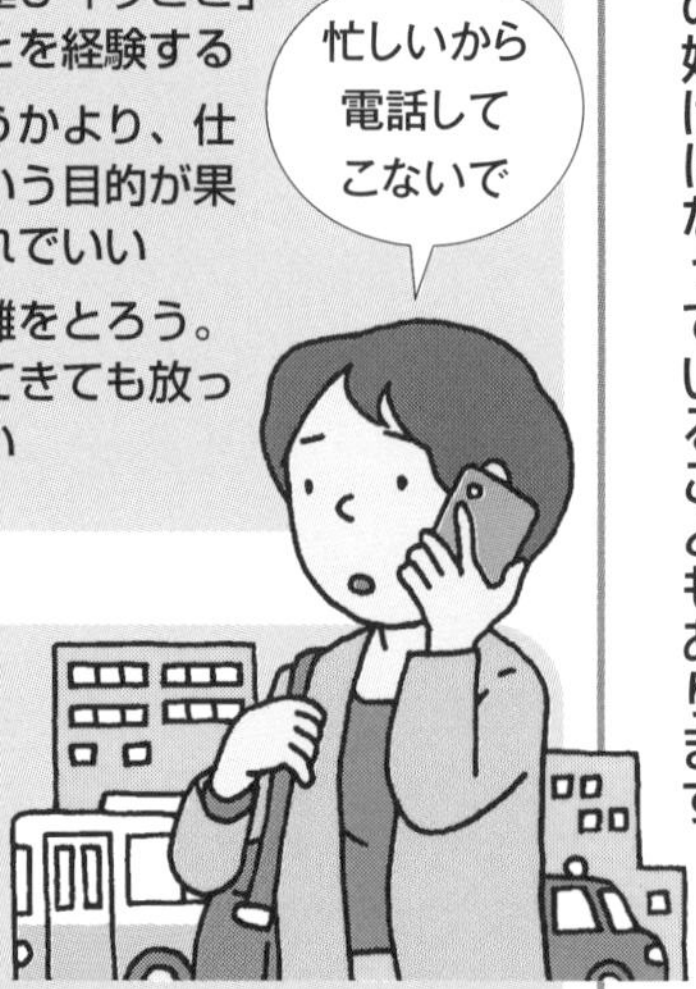

↓

「案ずるより産むがやすし」を体感

復職したCさんを上司や同僚は温かく迎えてくれました。母親とも距離を置けるようになり、Cさんは安定した日々を過ごしています。

母親の口出しにも、あっさり短く対応できるようになった

ケース④Dさん
慢性化した内因性うつの例

抗うつ薬を服用しながら勤務を続けるが、もう限界……

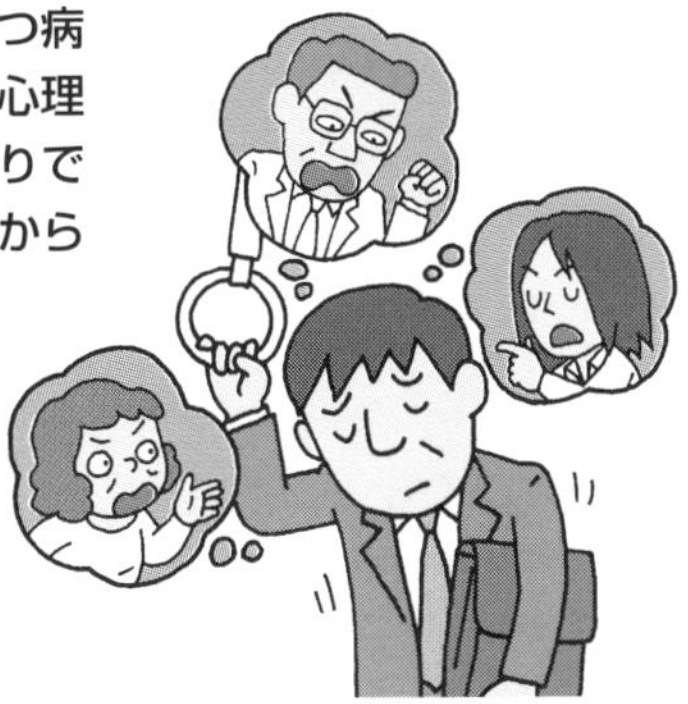

職場での人間関係や夫婦関係に悩んできたDさん。２度目のうつ病で今回は慢性化。抗うつ薬を服用しながら勤務を続けています。心理療法、家族療法も試していますが、Dさんの無力感は強まるばかりです。「うつや不安と闘い、つねに人におびえ、薬を飲み続ける人生から抜け出したい」と、森田療法を始めることになりました。

▼森田療法を受け始めてから

基本的な方針を確認

なんとか状況を変えたいとさまざまな治療法を試すことで、逆に状況は不安定になり、うつ病の慢性化につながっていると考えられます。そこで右のような方針を立てました。

- 不安やうつとは闘わない
- 人間関係はひとまず棚上げにする
- とりあえず勤務は続ける

↓

目の前の作業を大切に

面接と日記療法を続け、Dさんは治療者に右のような助言を受けました。

- 目の前の作業に取り組み、そこでの工夫を大切にする
- コミュニケーションは「うまくとるべきもの」ではない。職場の人間関係は仕事を通してゆるやかに結ばれるもの
- 生きる力は自分のために使おう

↓

状況は変化してきた

Dさんは自分の「べき」思考に気づき、そこから離れようとしています。そうこうするうちに苦手な同僚は異動、Dさんの粘り強い仕事ぶりが評価されるなど、職場の環境に変化がみられました。また、子どもの成長とともに妻との言い争いも減りました。

状況の変化により、Dさんの状態も安定してきました。

「できないこと」は放っておく

うつに苦しんでいるときにも、生きる力は消えていません。その力は、自分ができること、好きなことをするために使いましょう。

身近な人との関係は「よりよい関係であるべき」という「べき」思考が働きやすいものです。しかし、問題解決のための話し合いがかえって関係をこじらせることもあります。「できないこと」は放っておくのも大事です。

失敗への恐れ

人前で緊張する自分をそのまま受け入れる

人と接することを恐れたり、人前に出なければならない状況を恐れたりする人が本当に避けたいのは、失敗して自分の評価が下がること。それに気づくことが大切です。

緊張を敵視するからこじれていく

恐怖というほどでなくても、人前で緊張するのはだれにでもみられる現象です。それをなんとかしようとすることで、問題は大きくなっていきます。

人前で緊張する

緊張することで起こる発汗やふるえ、赤面などを「変に思われる」「自分の弱さ」と思う

挽回しなければ

自分のことをどう思っているかと相手の言動をうかがったり、下がった（かもしれない）評価を仕事で挽回しようと必死になる

行き詰まる

人の言動をネガティブに受け止めて落ち込む。仕事をがんばるといっても限界がある

無力感が強まる

どれだけがんばっても緊張する自分は変わらない。無力感にとらわれることも

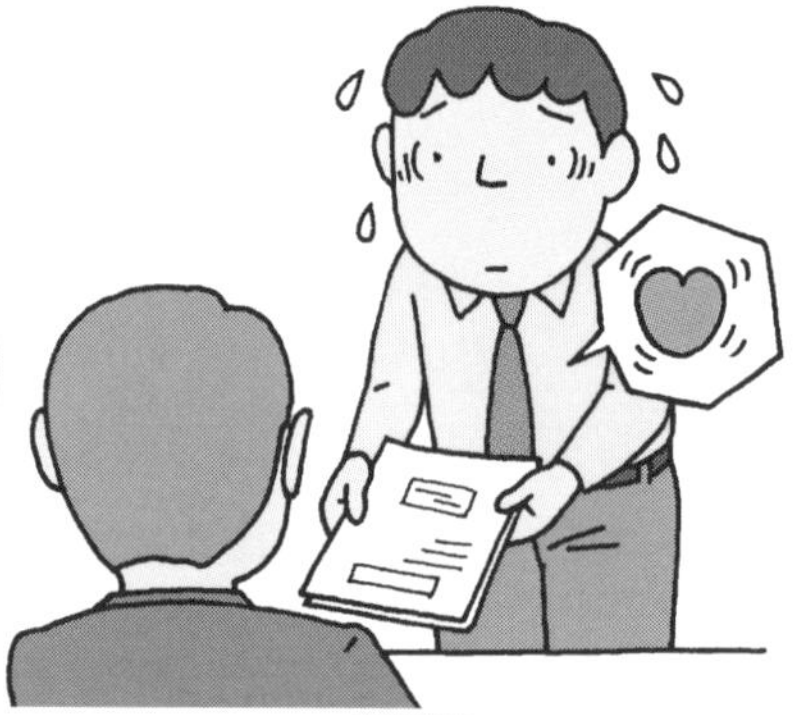

緊張して失敗し、評価が下がることを恐れている

人と接することへの強い恐れは対人恐怖、人前に出なければならない状況への強い恐れは社交不安といわれます。対人恐怖や社交不安をかかえる人は、人に認められたい、人に好かれたいと思う半面、拒絶を恐れ、人と接しなければならない状況は避けたいと願います。うまくやろうと思うあまり失敗して評価が下がることを恐れ、そうなる状況を避けたいのです。

人前での緊張は、「人が好き（嫌われたくない）」「人に喜んでほしい」という欲求の裏返しでもあります。緊張をなくそうとするより、素直な欲求を表現していくことが、事態を好転させる鍵になります。

弱さを受け入れたら、自分の素直な思いを自覚し、表現できるようになった

ケース⑤Eさん
対人恐怖・社交不安の例

　厳父と過干渉な母のもとで育ち、学校ではいじめ被害も経験したEさん。人と接する際に強く緊張し、あがってしまいます。仕事はがんばっていますが、人の言動にふりまわされてへとへとに。仕事にも行き詰まりを感じ、困っています。

▼森田療法を受け始めてから

なにに悩んでいるかを整理

　治療者との対話を重ね、Eさんは自分の悩みを整理することができました。

- 程度の差こそあれ、人前での緊張や赤面は自然な反応。出てくるものはしかたがない
- 自然な反応を異常なこと、自分の弱みと思い、なんとかしようとしているからつらい

告白したら楽になった

　緊張しやすさを自分の弱みと思い、仕事でカバーしようとしてきたEさんに、治療者は隠さず告白することを提案しました。

- 自分のつらさを上司に伝えたら、「よくやっている」と言われた。自分が思うほど、人は他人のことを気にしていないようだ
- 自分の弱さは受け入れるしかない

素直な欲求に気づき、表現できるように

　緊張しやすい自分でもいいと思えるようになってきたEさん。人が好き、世話好きという素直な欲求を自覚し、今はそれを行動で表現できるようになってきています。

人とのかかわりは流動的なものでいい

　職場や家庭など、固定した人間関係がうまくいかなくなっているときは、どうにかしようとがんばればがんばるほど、緊張が高まることもあります。

　そのような場合、こじれた関係は棚上げにして、新たに別のネットワークをつくっていくうちに悩みの種になっていた関係性に変化が生じることもあります。

　そのための一歩を踏み出すには、自分がいいなと思うこと、これならできそうという感じに従うことが大切です。

ケース②のBさんは、好きだった音楽活動を再開したことで職場の人間関係に悩むことが減った

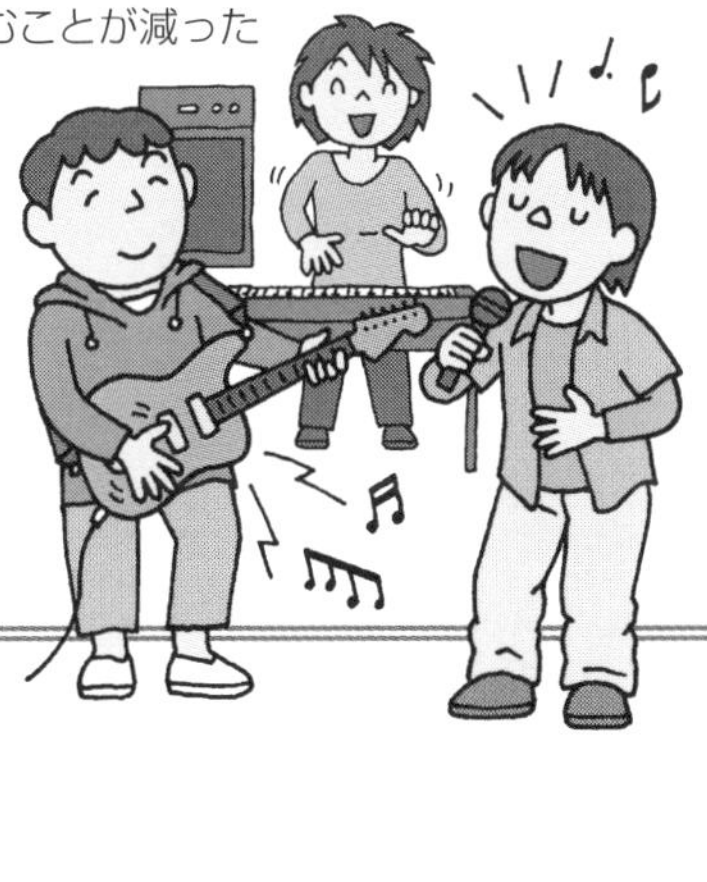

不安へのとらわれ

努力の方向を変えて不安の悪循環から抜け出す

死の恐怖を感じるような激しい症状を示すパニック発作を経験。再発を恐れて生活にも支障をきたすようなら「パニック症」が疑われます。抜け出す鍵はどこにあるのでしょう?

不安の高まりがまねくパニック発作

パニック発作は、なんらかのきっかけで生じた体の反応に不快感を覚えることから始まります。体の異常で起こる発作ではなく、病院に運ばれ検査を受けても異常はみつかりません。

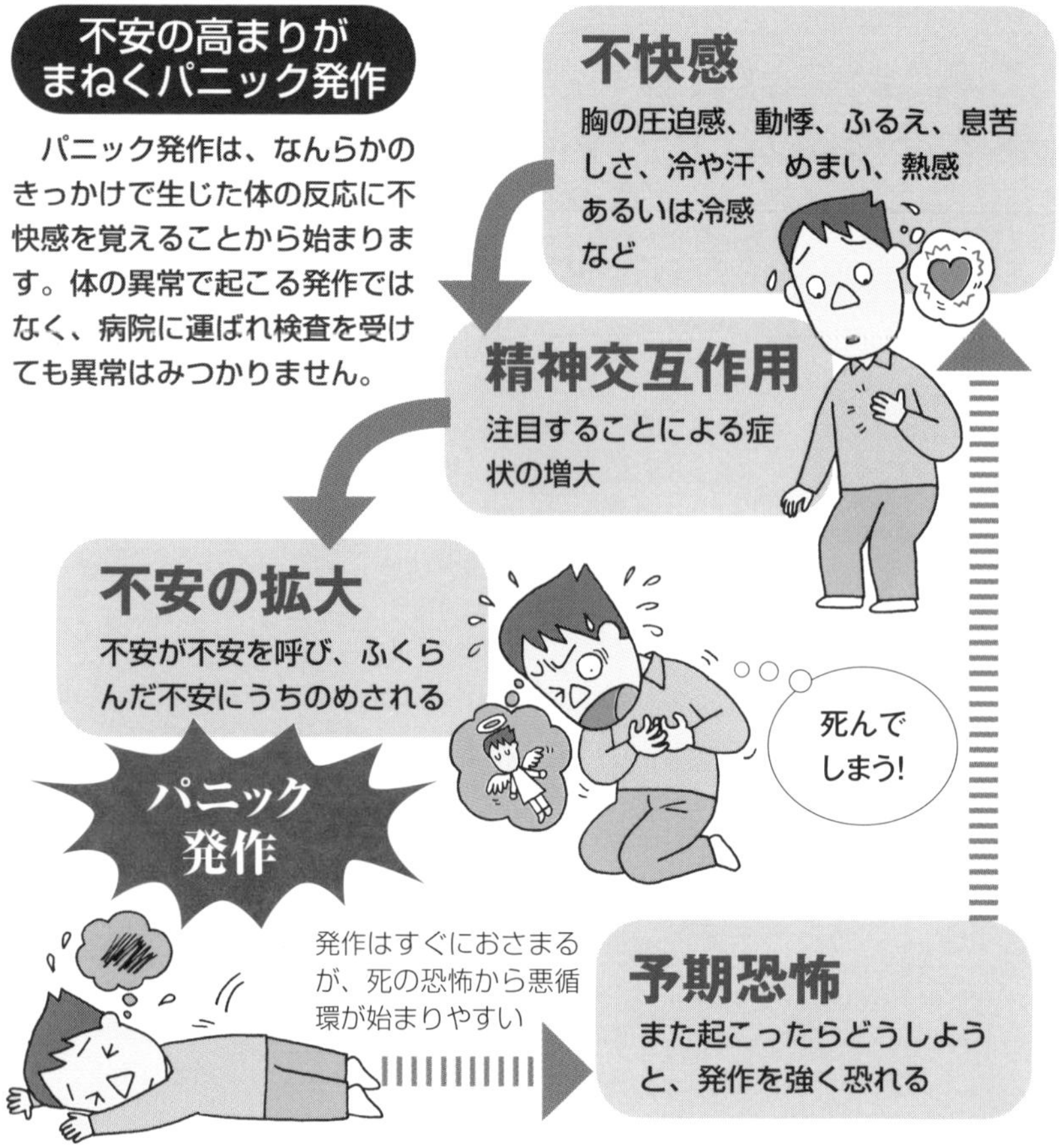

不快感
胸の圧迫感、動悸、ふるえ、息苦しさ、冷や汗、めまい、熱感あるいは冷感など
精神交互作用
注目することによる症状の増大
不安の拡大
不安が不安を呼び、ふくらんだ不安にうちのめされる
死んでしまう!
パニック発作
発作はすぐにおさまるが、死の恐怖から悪循環が始まりやすい
予期恐怖
また起こったらどうしようと、発作を強く恐れる

死の恐怖の裏にある本来の欲望を自覚する

森田療法では、パニックに陥る心の状態を「とらわれの病理」と解釈します。ささいな兆候を自分の体の異常サインと思い込み、不安を排除しようとして、逆に不安が募るのです。

死ぬかと思うほどのパニック発作を経験すると、「また恐ろしい発作が起きたら……」という予期不安、予期恐怖が生まれます。次の発作を恐れて行動を制限しているうち、ますます不安に。この悪循環を打破するのが回復の第一です。死の恐怖の裏には「生きたい」という本来の欲望があります。それを自覚し、思い切って踏み出しましょう。

パニック発作への強い恐怖感。生活にも支障が出ている

　不仲な両親の長子として育ったFさんは、しっかり者であり心配性でもありました。就職後、通勤時にパニック発作をくり返すようになり退職。結婚後しばらくは落ち着いていたものの、子どもが生まれ育児に追われるなか症状が再発。近くの心療内科でパニック症と診断され、通院・服薬を続けています。
　発作への予期恐怖が強く、外出を避けたり、つねに家族のだれかにいてほしがったりと、生活に困る状況が続いています。

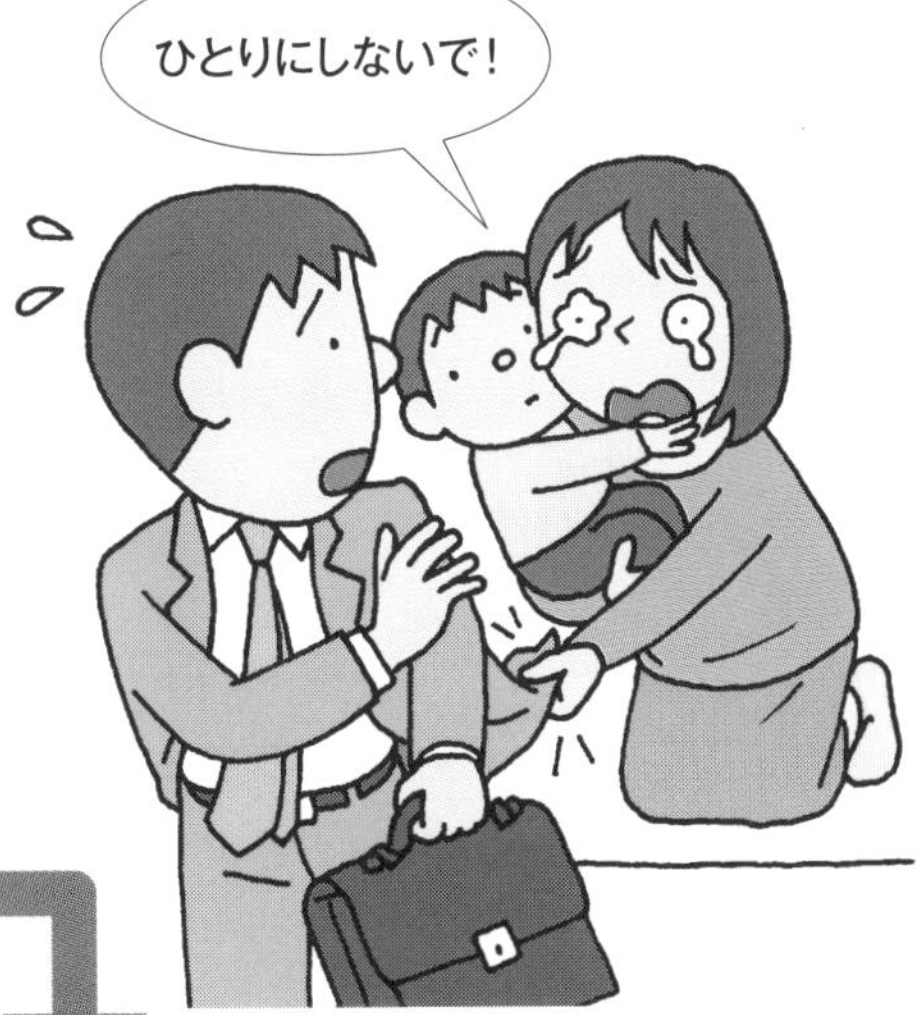
ひとりにしないで！

▼森田療法を受け始めてから

安心・安全と思えるのは大事なこと

　主治医にパニック症の説明は受けていたFさんですが、森田療法の治療者は重ねて「パニック発作で死ぬことは絶対にない」と保証し、そのうえで「まずは家族に頼ってください。そして、安心・安全と思える環境で生活に取り組んでいきましょう」と話しました。

悪循環と生きる力への気づき

　治療者と対話を重ね、Fさんは自己理解を深めていきました。

- 不安を排除しようとしてますます不安に
- 不安は正常な反応。生きる力の現れ。不安なままでも、人は多くのことができる

「自分のしたいこと」に目が向くように

　Fさんは少しずつ変化がみられました。今は自分なりのペースで過ごせています。

- びくびくするのはしかたがない
- 人に合わせてばかりではなく、本当に自分のしたいことをがんばりたい

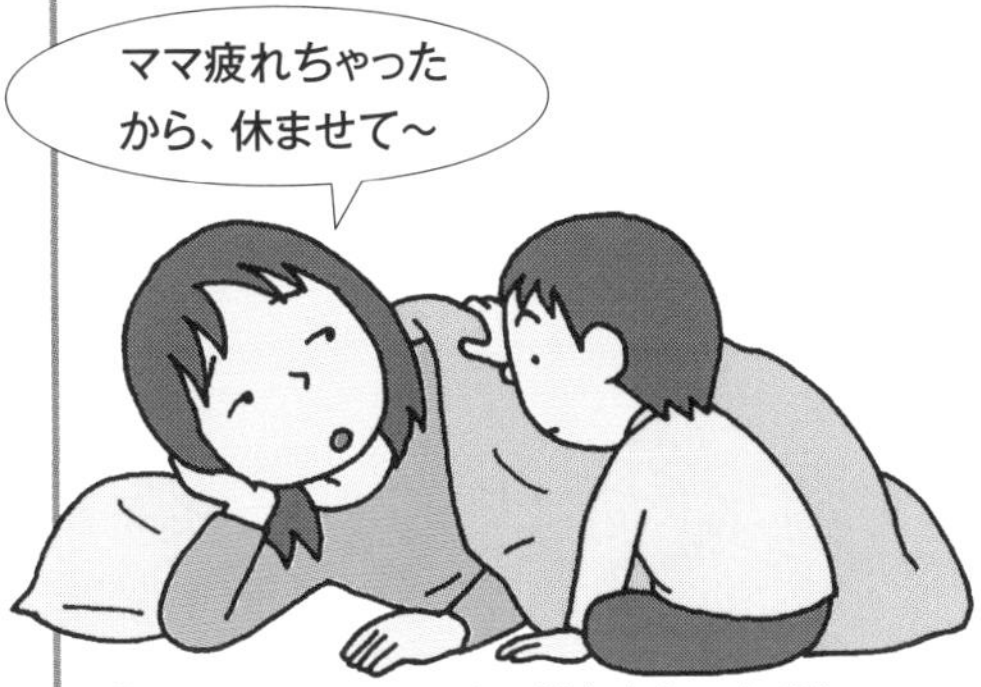
ママ疲れちゃったから、休ませて～

「よい妻・よい母・よい娘」として無理にがんばろうとしなくなった

体へのとらわれ

身体的な症状にも森田療法は有効

心と体は切り離せません。不安が痛みなどの身体症状を強めたり、心の悩みを自覚できずに体が過剰反応したりすることもあります。そのような場合にも森田療法が役立ちます。

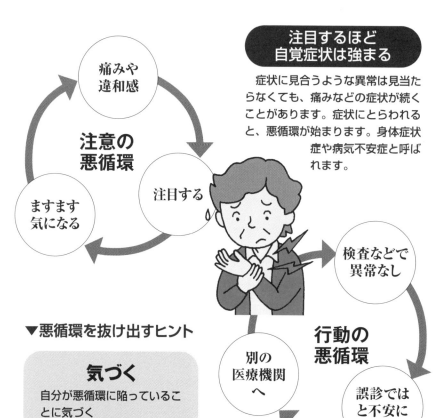

注目するほど自覚症状は強まる

症状に見合うような異常は見当たらなくても、痛みなどの症状が続くことがあります。症状にとらわれると、悪循環が始まります。身体症状症や病気不安症と呼ばれます。

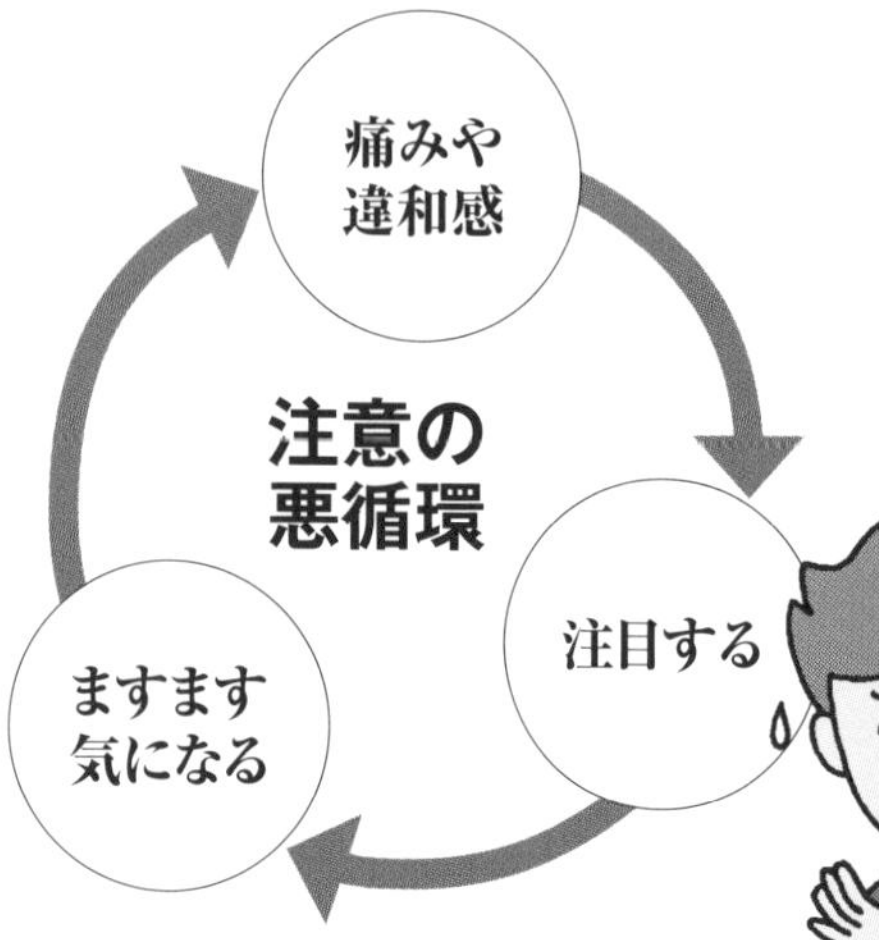

注意の悪循環
痛みや違和感
注目する
ますます気になる

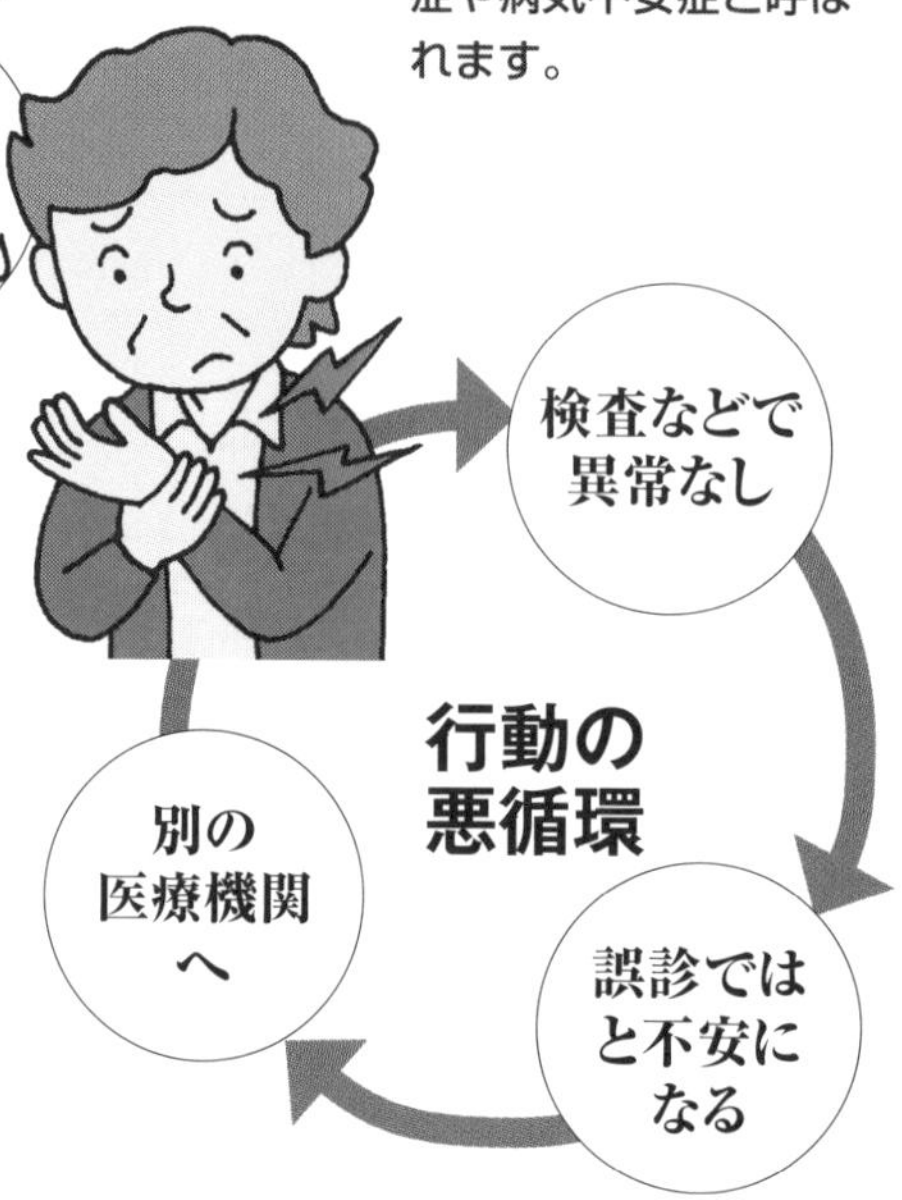

行動の悪循環
検査などで異常なし
誤診ではと不安になる
別の医療機関へ

▼悪循環を抜け出すヒント

気づく
自分が悪循環に陥っていることに気づく

↓

受け入れる
医学的な対処でも、自分の意志でもどうにもならないことは、どうにもできないこと

↓

できることをする
できないことはあきらめる

心と体の関係に気づくことが大事

痛みや不快な身体症状は「気にしないように」と思っても、なかなかうまくいかないもの。悪循環に気づくことが大事です。

また、不安や悩みが体の病気として現れている場合には、根本にある心の問題に気づき、対応していく必要があります。

ケース⑦ Gさん／心身症の例

過敏性腸症候群と診断されて

第一子の誕生と新プロジェクトのリーダーへの抜擢が重なり、毎日5時間睡眠でがんばっていたGさん。通勤中、急に腹痛に襲われ下痢するようになりました。朝食を抜き、途中下車しやすい各駅停車で出勤しています。病院で「過敏性腸症候群」と診断され、紹介された森田療法をおこなうクリニックに通い始めました。

▼森田療法を受け始めてから

生活スタイルを見直す

まずは睡眠時間は6時間以上、朝食はとること、気になることがあっても休日は仕事から離れ、不安なまま目の前のことをするように、と提案されました。

↓

過剰な望みに気づく

失敗を恐れ、不安になるのは、なにもかもうまくやりたいと強く望んでいるから。すべてに完璧さを望むと欲求不満な状態が続き、大きなストレスとなって体調に影響します。

過剰を望む自分に気づいたGさんは、評価を気に病まずその時々の仕事に精力を注ぐようになり、下痢症状もなくなりました。

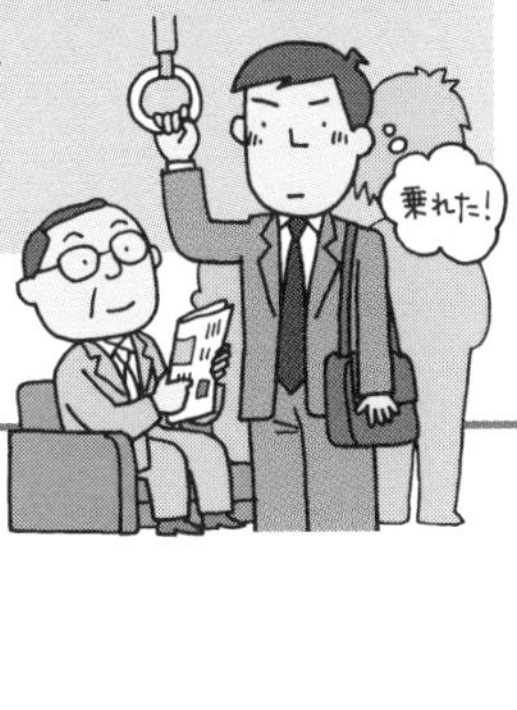

急行電車で通勤できるようになった

身体的な異常・障害が現れることも

不安やストレスにうまく対処できないと、身体的な異常や障害が現れることがあります。心身症と呼ばれます。体の治療ばかり考え、なかなか治らないためにますます不安が募るという悪循環が生じやすくなります。

不安・こだわり
完璧を目指し、心身ともに緊張状態が続く

↓

ストレスによる自律神経失調
心身を活動モードにする神経と、休息モードにする神経との働きがアンバランスになる

↓

体に症状が現れる
体の治療ばかり考え、なかなか治らない

（→ 症状に注意が向き不安が高まる → 不安・こだわり）

心の状態と相関しやすい体の病気

過敏性腸症候群／アトピー性皮膚炎／片頭痛／胃・十二指腸潰瘍／不整脈／本態性高血圧／気管支ぜんそく／メニエール症候群／歯科領域の心身症（舌痛症） など

観念へのとらわれ

「六〇点でよし」として、生活そのものに注意を向ける

完璧を求め続けるのは、自分も周囲も苦しいだけ。その「こだわり」は「とらわれ」です。「一〇〇点でなければ〇点と同じ」と考えず、「六〇点でよし」としましょう。

強迫症の現れ方

ある特定の考えやイメージのことを観念といいます。観念が頭から離れなかったり、何度も同じことをくり返さずにはいられなかったりして、生活に支障をきたしている状態は「強迫症」といわれます。その陰には完璧、完全であることへのとらわれがあります。

完璧・完全でありたい

「かくあるべき」という完璧主義、「100点でなければ0点と同じ」と考える傾向

気分本位

事実より自分の気分を優先、感情にふりまわされやすいと、いっそう症状が出やすい

コントロールしたい

不快さは徹底的に取り除きたい、不安は払拭したい、不全感をなくしたいというコントロール欲求

現れ方の例

- 汚染を恐れて徹底的に洗浄、汚染されているかもしれないものを避けて、触れない
- 鍵、火の元、電気、水道などの確認をくり返し、そこから離れられない
- 誤って人を傷つけたのではないか、危害を与えたのではないかと確認をくり返す
- 縁起にこだわる、神罰を恐れる、「ぴったり感」にこだわる、「マイルール」にこだわる など

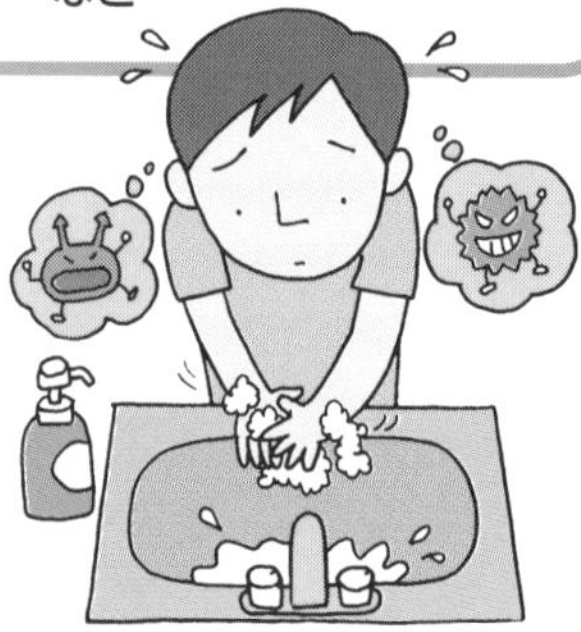

不潔への恐れは手だけでなく、あらゆる場所、行動に広がっていくこともある

この世に完璧なものはない

冷静に考えるとばかげたような観念や考え方にとらわれ、抜け出せなくなる人がいます。とくに多いのは、不潔を恐れて生活に支障をきたすほど手を洗い続けるタイプです。ほかにもさまざまな現れ方をしますが、とらわれを逃れるポイントはみな同じです。あいまいさを許し、要求しすぎないようがまんすること、自分のこだわりは先送りにすることです。

とらわれている考えとは別に、なにかしたい、始めたいという自然な欲求があるもの。それを優先すれば、こだわっていることを後回しにできるようになり徐々にとらわれから抜け出せるでしょう。

気になると打ち消さずにはいられない!

ケース⑧Hさん
強迫症の例

　専門職のHさん。なんとか仕事は続けていますが、あらゆることに「大丈夫だろうか」と不安になる日々です。ミスがないか何度も確認するので職場からなかなか帰れない、汚れが気になり手洗いがやめられないなど、困ったことになっています。

　妻にも確認、洗浄・消毒を求め、妻も「夫が楽になるなら」と協力していましたが、そのうち妻がうつ病に。治療先で家での様子を伝えたところ、夫であるHさんの受診をすすめられ、Hさん自身の治療につながりました。

妻に対して「手洗いが不十分だ！」と怒り出すことも

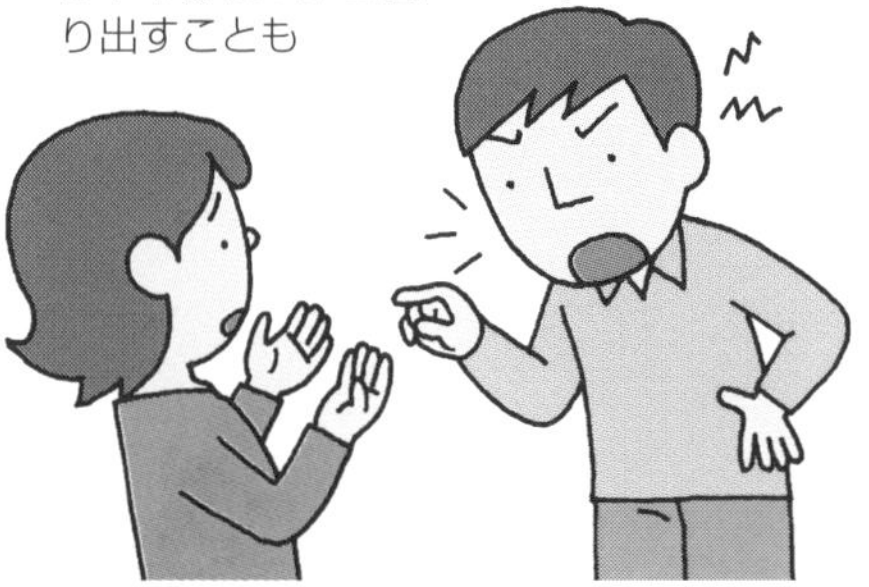

▼森田療法を受け始めてから

「放っておく」ための取り組み

　治療者は、Hさんに気になることがあったときの対処法を聞き、「用心深いから大丈夫」と積極的に保証したうえで、「少しがまんして放っておこう」と提案しました。

- ●1回確認したら離れよう。あやふやなままでよしとする
- ●ルーティンはシンプルに。「ここまでやったのだから大丈夫」と信じよう
- ●観念と現実を分けてとらえる

家族のルールを設定

　家族との不和はコントロールをめぐる争いととらえられます。争いを避けるにはルールの設定が有効です。ルールはできるだけ1つに。Hさん夫婦のルールは次のとおりです。

- ●確認に対する返答は1回のみ。同じ質問には答えない

健康な感情に気づく

　自分の行動が、自分にとっていちばん大切な家族に負担をかけていることに気づいたHさん。意識的に「ま、いいか」と思い、少しずつ放っておけるようになりました。

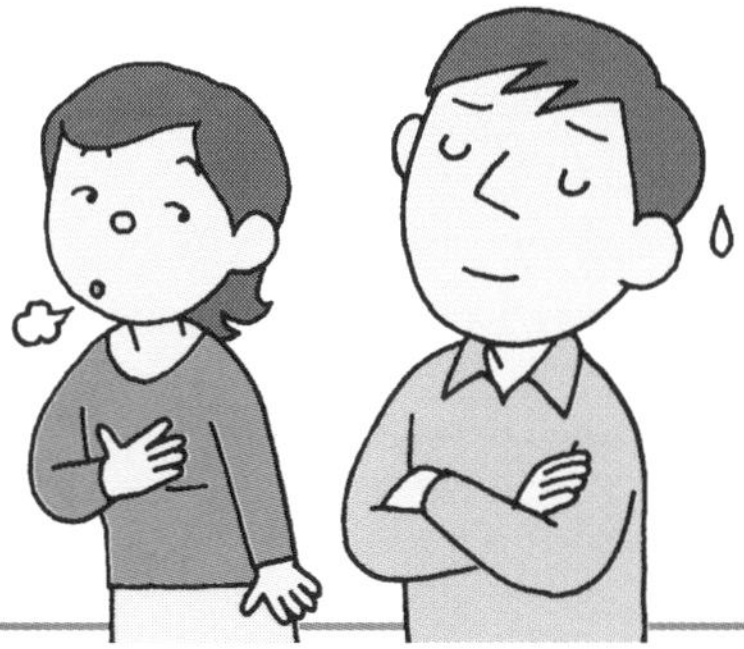

不登校・ひきこもり①

周囲が「べき」思考を手放せば悪循環は止まりやすい

子どもが学校に行かなくなり自室にひきこもるようになると、親は不安になります。それは自然な反応ですが、不安を解消しようとする努力が悪循環をまねくこともあります。

閉じた関係で起こりやすいこと

不登校の子どもがいる家庭では、親子の間で悪循環が起こりやすくなります。

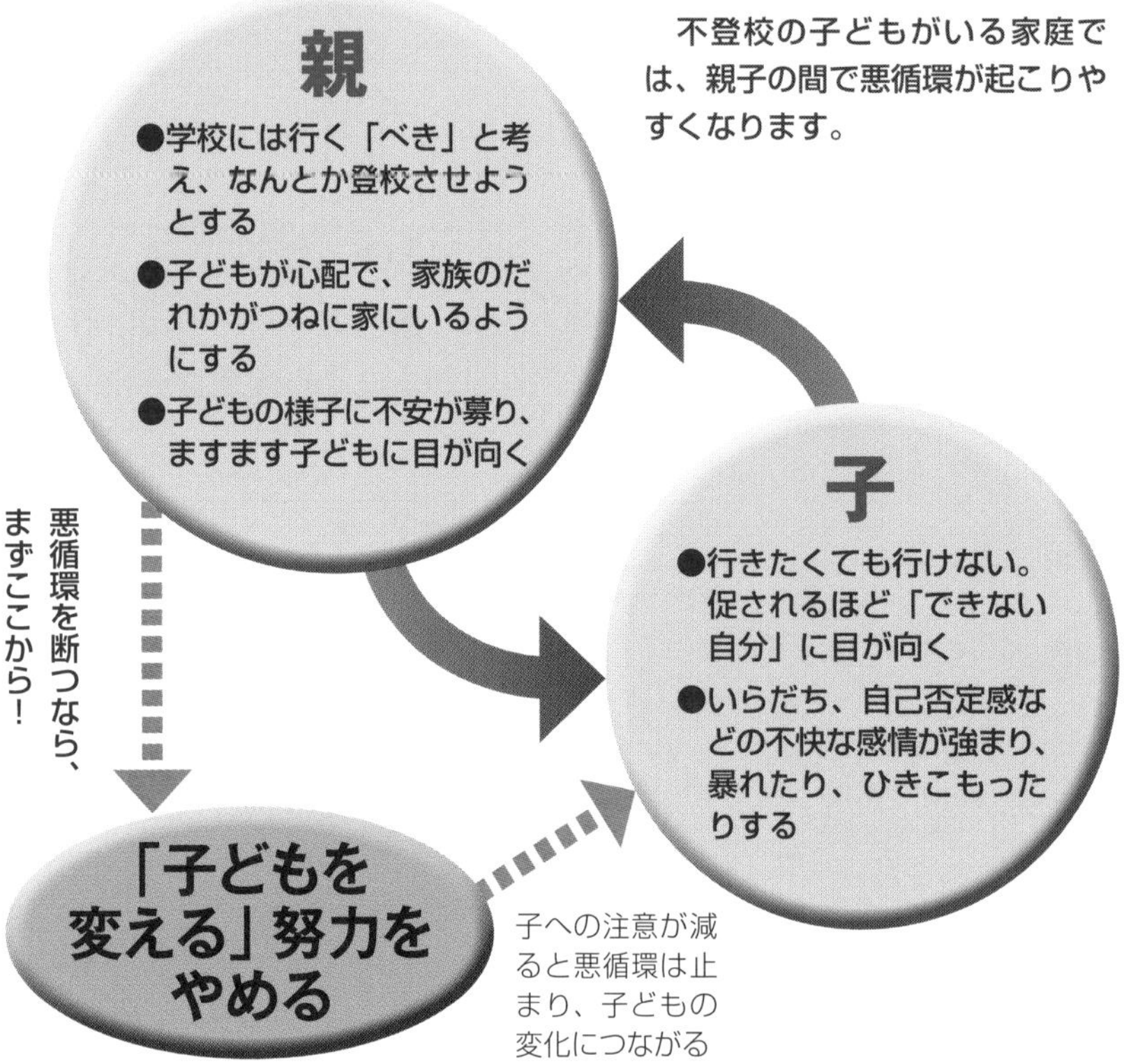

親
●学校には行く「べき」と考え、なんとか登校させようとする
●子どもが心配で、家族のだれかがつねに家にいるようにする
●子どもの様子に不安が募り、ますます子どもに目が向く
子
●行きたくても行けない。促されるほど「できない自分」に目が向く
●いらだち、自己否定感などの不快な感情が強まり、暴れたり、ひきこもったりする
悪循環を断つなら、まずここから！
「子どもを変える」努力をやめる
子への注意が減ると悪循環は止まり、子どもの変化につながる

「変えよう」ではなく「変わる」ことが有効

不登校やひきこもりは、子どもにとっては自分を守る自然な反応だと理解できます。しかし、家族は悠長にかまえていられないことも多いでしょう。家族全員が緊張し、それがまた子どもを追い詰めていくことになりがちです。

こうした家族の悪循環をゆるめていきましょう。親は親で普段どおりの生活を心がけます。自分たちの生活を取り戻せば、家庭内の緊張がほぐれてきます。

登校していた頃からずっと、本人は生きにくさを感じていたのかもしれません。苦悩や焦りも含めて、あるがままの子どもを受け入れていきましょう。

いじめから不登校へ。家族関係の悪化で出口がみえない

学校でのいじめをきっかけに不登校になったＩさん。母親と学校側とでなんとか登校させようとしましたがうまくいきません。母親は不安、抑うつが強まり、休職しました。父親は見守るだけです。

母親が「登校しないなら友だちと遊ぶのも禁止」などとコントロールを強めたところ、Ｉさんは家で暴れたり、ひきこもったりするように。公的機関でＩさんのことを相談したら、発達障害の可能性を示唆され、薬物療法や入院もありうると言われました。ほかに手はないかと、森田療法をおこなうクリニックでの相談に至りました。

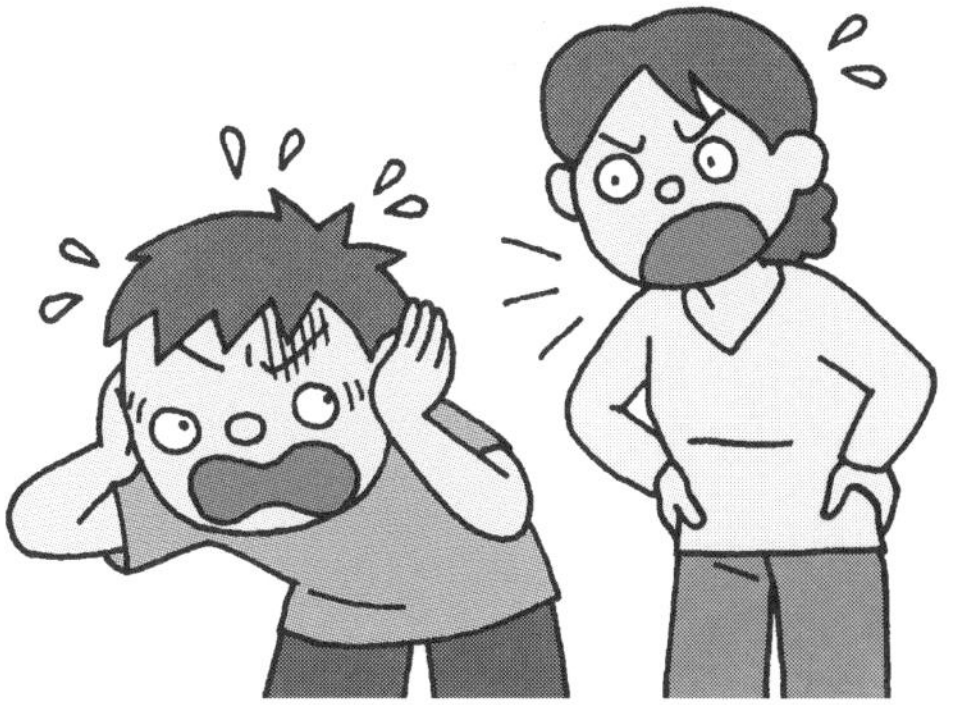

▼森田療法を受け始めてから

現状の確認とアドバイス

Ｉさん自身は受診をいやがったので、治療者との面接は親のみ。現状を聞いたうえで、次のような話をしました。

- 子どもの様子も、親が不安になるのも健康的で妥当な反応
- 親の「なんとか登校させたい」という気持ちはわかるが、努力の方向が違うために悪循環に陥っている
- 本人が「行きたい」と言うまで登校は促さないこと

閉じた空間を開く

閉ざされた関係性のなかでは悪循環は止まりにくく、暴力、あるいはひきこもりというかたちでの接近と回避が起こりやすくなります。閉じた空間を意識的に開いていくことにしました。

- 友だちとの関係を断つのではなく、積極的に遊ばせる
- 母親は仕事を再開、子どもは家事の手伝いを

急がずに待った結果、再登校へ

発達障害か、薬物療法を始めたほうがよいかなどという診断は、悪循環がゆるむまでは確定できません。しばらく待つことを提案しました。

そして、母子間の関係が開かれたものになってから１～２ヵ月たった頃、Ｉさんは自分から「学校に行こうかな」と言い出し、登校するようになったのです。

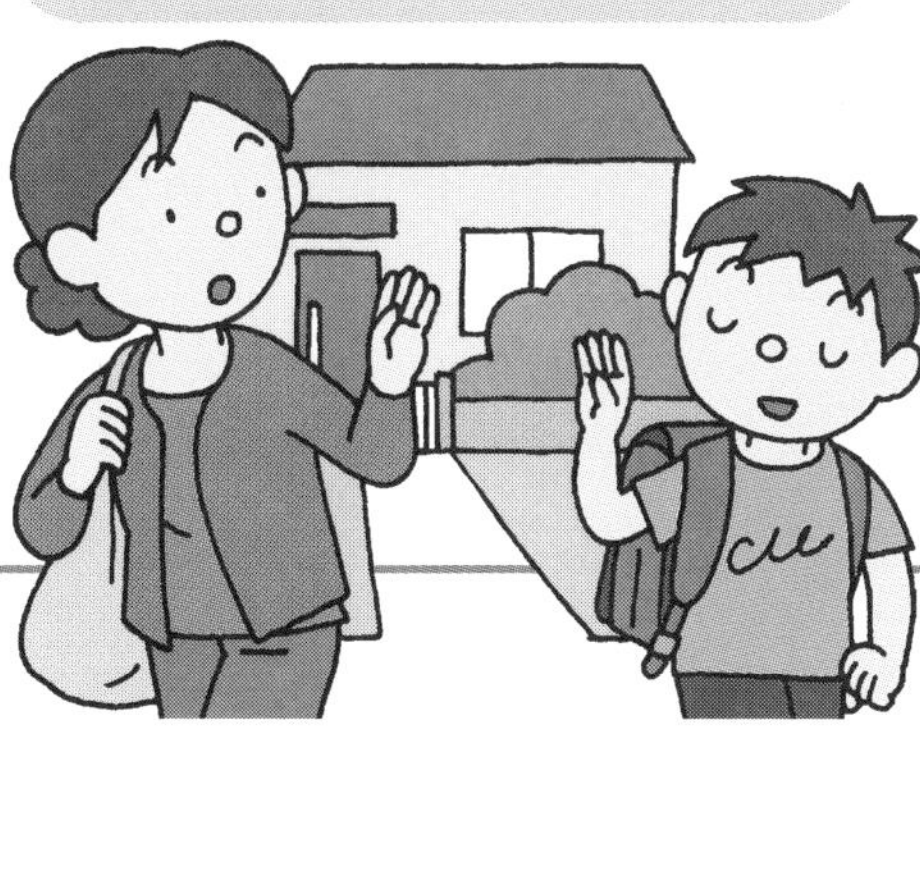

不登校・ひきこもり②

発達の凸凹を受け入れ、生きる力を引き出す

不登校からひきこもり続け、大人になっても生活に変化がみられない人のなかには、発達の凸凹が強いと考えられる人もいます。生きる力を存分に発揮していくには周囲のお膳立てが必要です。

適応しにくさにつながりやすい特性

発達の凸凹には、さまざまな現れ方があります。ケース⑩のＪさんの場合には、次のような特性が、社会生活への適応のしにくさにつながっていると考えられます。

対人関係が苦手

コミュニケーションの苦手さはASD（自閉スペクトラム症）の特徴のひとつ。マイペースで、他の人の気持ちを察することが苦手です。対人場面では、他の人に合わせてふるまおうとするのでいつも緊張し、あとでうまくいかなかったと落ち込むこともあります。

一つひとつの経験がつながりにくい

その時々の状況によって、気分、考え、行動がパッと変わります。一つひとつの経験に連続性を感じにくいのです。熱中したかと思うと急に無関心になったり、たいへんだと大騒ぎしても状況が変わると、けろりとしています。

こだわり

限られた領域での決まった行動パターンをとりやすい特徴があります。自分のやり方、ルールを最優先させ、変化に柔軟に対応するのが苦手です。

フラッシュバック

記憶機能の過剰さにより、過去のいやな体験が生々しくあたかも現実に起こっているかのように感じられることもあります。それに圧倒され、しばしば強い自己嫌悪や抑うつを伴います。これはトラウマ（心的外傷）を経験した後でも起こる現象です。

生きる力を発揮できる環境を整えていく

人の能力はいろいろで、たとえば言語的な能力、コミュニケーション能力、集中力など、さまざまな領域に分けてとらえることができます。そうした能力の偏りが大きい状態を発達の凸凹といい、発達の凸凹があるゆえに周囲の環境に適応しにくい場合は、発達障害と診断されることもあります。

発達の凸凹は生まれもった特性という面が大きく、周囲に合わせて柔軟に対応していくのはむずかしいものです。森田療法の原則に従い、凸凹をあるがままに受け入れ、そのうえで本人の生きる力が発揮できるような環境を整えていくことが大切です。

ケース⑩ Jさん
青年期のひきこもりの例

ひきこもってばかりの生活に ゆるやかな変化が

幼い頃からこだわりが強く、ひとり遊びが多かったというJさん。不登校が続き、退学したあとは家にひきこもったまま20代に。心配した両親に連れられ、Jさんは森田療法をおこなうクリニックを受診しました。

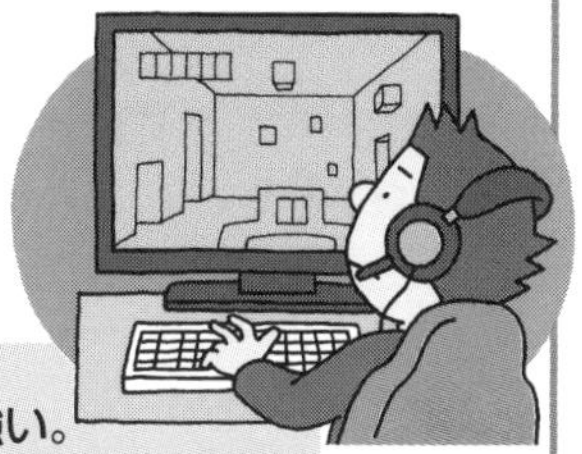

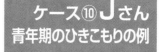

▼森田療法を受け始めてから

わかってきたこと

月1～2回の通院は欠かさず日記療法も続けていますが、面接時も緊張した様子で話は弾まず、日記も出来事の記述だけで感情表現は苦手です。発達の凸凹が現在の生活に影響しているようです。

- ●さまざまな変化への予期恐怖が強い。小学校時代にいじめを受けた体験が、人への不信感を強めているようでもあった。フラッシュバックのくり返しがそれに輪をかけている
- ●生きる力は見えにくかったが、強さ＝体を鍛えることへのこだわりは強かった
- ●経験の非連続性がみられ、コロコロ気持ちが変わる

特性を踏まえたアドバイス

適応しにくさの要因になっている特性への対応と、連続性をつかみやすい体験を促しました。

- ●祖父母のケアなど、役割とケアの内容を明らかにしたうえで取り組む
- ●筋トレ、瞑想など身体感覚を磨くことで「今ここ」を感じる練習をする

ゲームばかりだったJさんの生活は少しずつ変わってきた

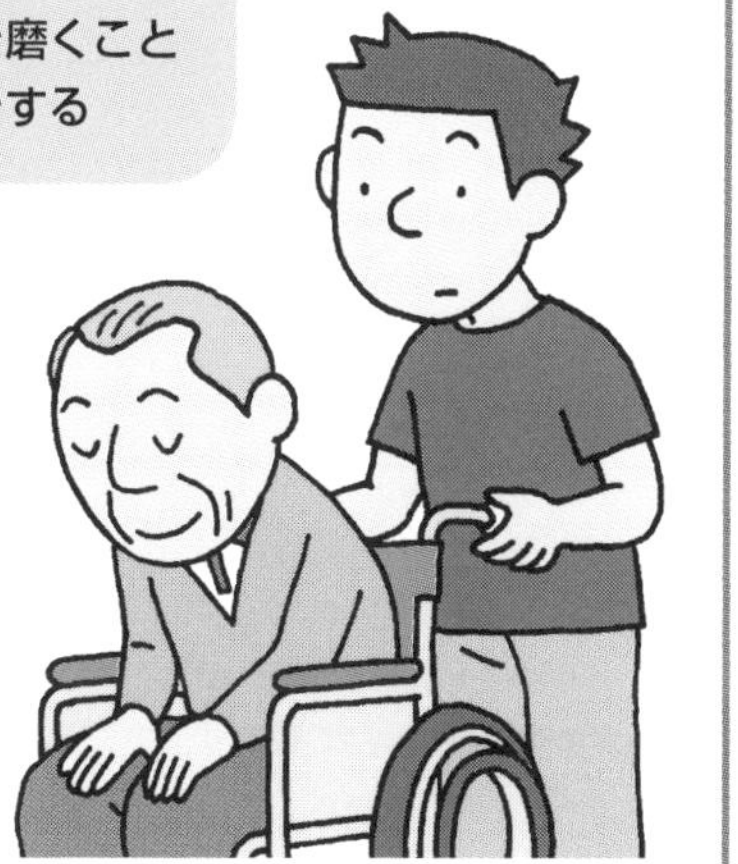

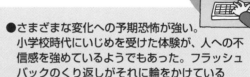

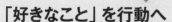

「好きなこと」を行動へ

本人をそのまま、凸凹を含めて「そういうもの」と受け入れたうえで、感性、感覚に結びついた行動に気づき、認め、促していきました。

画面のなかでのゲームばかりではなく、将棋を指す、実際の楽器を演奏する、自分で写真を撮りに行くなど、少しずつ体験の幅を広げていっているJさんです。

悲痛な体験のあと

「立ち直ろう」と思わないでよい

大切な人を亡くすなど悲痛な体験をしたあと、なかなか立ち直れずに苦しむ人は少なくありません。そんなときこそ「あるがまま」を心がけていきましょう。

感情の波をあるがままに受け入れる

大切な人を亡くしたあとの反応は、人によってさまざまです。亡くなった人との関係性、亡くなったときの状況はそれぞれ違います。残された人のトラウマになるような亡くなり方をした場合に限らず、一般的には「大往生」などと言われるような亡くなり方であっても、遺族はなかなか立ち直れないことがあります。

しかし、心には回復する力があります。予想もコントロールもできない感情の波にあらがわず、その時々の感情をあるがままに受け入れることで回復は進んでいきます。耐える力（→P49）が回復の支えになるでしょう。

心の自然な回復を妨げるもの

心の回復にはプロセスがあります（→P56）。それは自然に進むもの。プロセスを急がせようとする試みは、かえって回復の妨げになってしまいます。

自分に対するダメ出し

不安や恐怖、後悔、憎しみ、怒りや絶望など、つらい感情に対して「べき」思考が働くと、回復のプロセスは進みにくくなります。

- こんな状態ではダメだ。早く立ち直らないといけない
- 励まされても、立ち直れない自分はダメだ　など

周囲の反応

「力になりたい」という善意の気持ちからであっても、回復を促そうとする働きかけは、回復のプロセスを止めることになりかねません。

- あなたがいつまでも悲しんでいると、亡くなった人も浮かばれないよ
- まだ若いんだから、くよくよしていてもしかたない　など

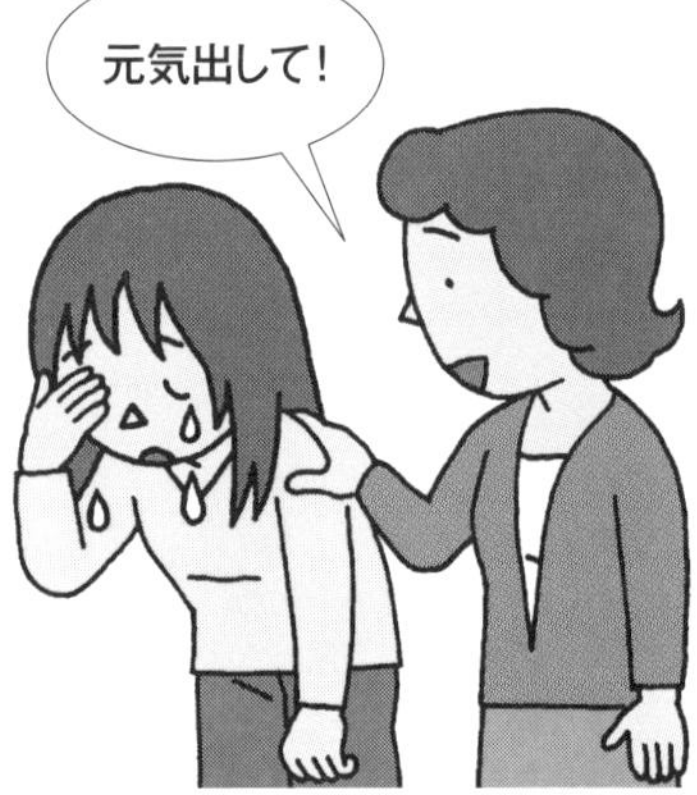

ケース⑪Kさん
死別後の抑うつの例

パートナーの突然の死。急がず、自分の力を取り戻していく

突発的な恐ろしい出来事によりパートナーを亡くしたKさん。それは、Kさんの人生を分断するようなつらい体験でした。

周囲の好奇の目や、関連各所での心ない対応に傷つき、怒っていたKさんですが、その後うつ状態に。励まされてもなかなか立ち直れない自分を責め、ますますうつがひどくなっています。なんとかこの状態から脱したいと、クリニックを訪れました。

▼森田療法を受け始めてから

「それが自然」という現状の肯定

治療者はKさんの現状を否定せず、「立ち直ろう」などと思わないでよいと伝えました。また「選択的ひきこもり」をすすめました。

- これまで、そして今まさに体験している感情は、自然で人間的な反応。一次的な反応であり、そのまま感じることが大切
- 励ましの言葉は無視でよい。「悲しんでいるあなたをみているのがつらい」と、自分の気持ちを楽にしようとして励ます人もいる。生活に必要なかかわりまでは拒否しないで

その時々の感情を受け入れながら過ごす

面接や日記療法を重ねるうち、Kさんの心は少しずつ整理され、生活の再建に向けて歩み出そうという気持ちが芽生えてきました。急に絶望感がよみがえることもありますが、以前より減っています。

- その時々の感情を治療者は「それでよい」と保証。どんなに出来事から時間がたとうと、気持ちのゆれがあるのは自然なこととした

現実を受け入れ、新しい自分へ

Kさんは、悲痛な体験をする前の自分と、今の自分とのつながりを取り戻せたように感じています。大切な人を失った現実を受け入れたうえで、自分の人生について考えられるようになりました。

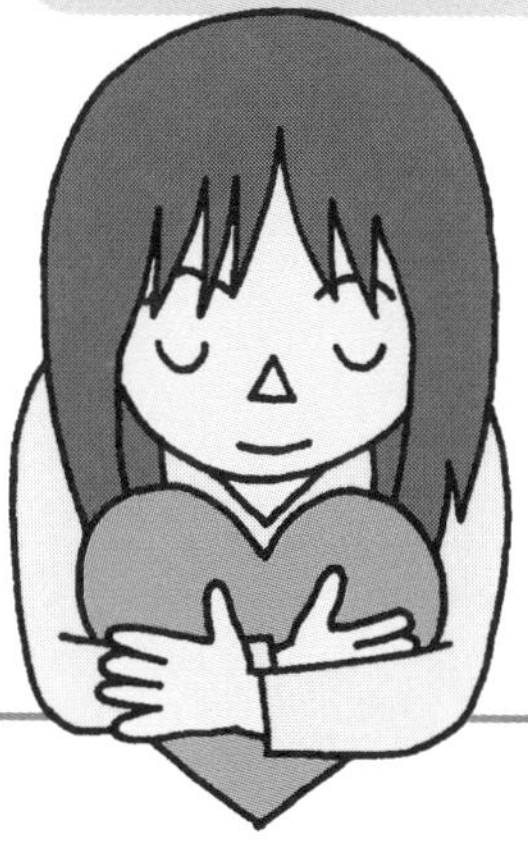

かつて自分がもっていた感覚を取り戻し、発揮することで人生は統合され、生き抜く力になる

老年期の不安・うつ①

長生きできる時代だからこそ不安やうつになりやすい

高齢化が進む現代の日本において、老年期をどう生きていくかはだれにとっても切実な問題です。ここでもまた、「べき」思考からの脱却がひとつの答えとなるでしょう。

老年期に起こりやすいこと

老年期に不安や抑うつに悩む人も少なくありません。そうした感情が「よりよく生きたい」という生の欲望（生きる力）と表裏一体であることは、いくつになろうと同じです。

さまざまなレベルでの喪失体験

年を重ねれば重ねるほど、「あったものがなくなる」という喪失を体験していくことになります。心身の健康、社会的な役割、身近な人の死など、喪失の内容はいろいろです。

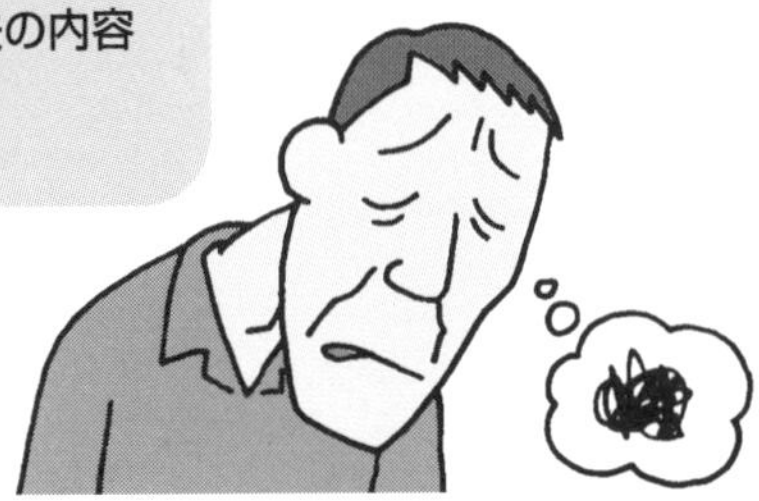

ゆらぎやすさ

老いの現象のひとつとして、ささいな変化に柔軟に対応しにくくなっていきます。気候の変化、環境の変化、喪失体験などにゆさぶられ、心身の不調を起こしやすくなります。体の不調は心の不調に、逆に心の不調が体の不調へとつながりやすいのです。

適応不安

心身の衰えを感じ、若い頃のようにはいかないという自覚があるからこそ、自分がこの先やっていけるのか、うまくやっていけないのではないかという適応不安をいだきやすくなります。

軽度認知障害や初期の認知症でみられる記憶力や認知機能の低下も、喪失体験の一種。うまくいかない、うまくできないと感じることが増え、そのために不安や抑うつが生じやすい

抑うつ

気持ちが沈んだり、無気力状態になったりすることも。

老年期は生から死への過渡期

長寿とは、さまざまな喪失に直面しながら長い時間を過ごすということでもあります。老年期はいわば生から死への過渡期です。年をとるにつれ、さまざまな次元で境界はあいまいになっていきます。現在、過去、未来が交錯し、「今ここ」で生きている実感が失われやすくなっていきます。

年齢が高くなればなるほど、個人差は顕著になります。老いに負けるものかと活動的に過ごす人もいるでしょう。しかし、生きる力を老いとの闘いに費やしていれば、いずれ行き詰まります。

老いとともに失われるもの、あるいは老いてなお盛んな力も含めて、あるがままの状態を受け入れ、そのうえで今の自分に見合った力を発揮していくこと。それが森田療法の目指す生き方であり、人生の最後の過渡期を平穏に生き抜く知恵となるでしょう。

ケース⑫ Lさん（70代）の例
「いい年をして……」と決めつけない

配偶者を失ったあと、ガールフレンドとの親密さ、性的関係をめぐって悩み、落ち込み、相談に訪れました。

治療者は、その若々しさ、健康さ、ガールフレンドを得たことを称賛し、「青年期のように模索し続けよう」「相手を思いやる心を育てよう」と伝えていきました。

ケース⑬ Mさん（70代）の例
「好きなこと」はできる限り続ける

悠々自適の生活を送っていたMさん。友人の死と自身の体の不調をきっかけに、ひきこもりがちに。治療者は、Mさんの人生について敬意をもって聞くとともに「悲しみは打ち消そうとせず、しっかり悲しもう」と伝え、そのうえで、体の不調とつきあいながら好きだったゴルフの再開を促しました。

再びゴルフの練習を始めたMさんは、しだいに回復していきました。

老年期の苦悩を深める要因

「もう年だから」という反応も、「老いに負けない！」という意気込みも、あるがままに老いを受け入れる妨げになることがあります。

サクセスフル・エイジングの圧力

いくつになっても若々しく活躍する人、悠々自適の生活など、「高齢者の理想の生き方」に縛られていると、現実とのギャップに苦しみやすくなります。

「べき」思考による決めつけ

高齢者は老成した存在、「かわいいおじいちゃん・おばあちゃん」でいてほしいなどというステレオタイプな考えは、高齢者の豊かな生き方を妨げる要因になります。

老年期の
不安・うつ②

ひとりでいられる能力は「豊かな孤独」に必要なもの

失うものが多くても、高齢者は哀れでみじめな存在ではありません。「高齢だから」と過剰に支え、支えられる関係を求めるのではなく、ひとりでいられる力を磨いていくことが大切です。

喪失を受け入れた先に豊かな孤独がある

人はだれしも人とつながりながら生きています。一方で、「自分」は初めから最後まで、いつだってひとりです。

ひとりであることは、悪いことでもみじめなことでもありません。さまざまなものを失っていく老年期だからこそ、ひとりでいる力を磨き、保ち続けることが重要です。

喪失をあるがままに受け入れ、「こうあるべき」という執着を捨てた先にある孤独は豊かなものとして感じられるでしょう。必要な手は借りつつ、ひとりであることを、豊かな孤独を楽しみながら、「今の自分」に見合った生き方を見出していきましょう。

老年期にこそ必要なもの

ひとりである自分を大切にし、豊かな孤独を楽しむ日々が心の平穏につながります。

身近な人とのほどよい距離感

家族をはじめ周囲の人は、高齢者をなにもできない人として過剰に支えたり、逆に突き放したりするような極端な対応は避け、ほどよい距離感を保っていきましょう。

「できないこと」より「できること」を見出す

周囲も自身も「できない、できなくなったこと」を探すのではなく、「できること、したいこと」を探し、その力を発揮できるようにしていきます。

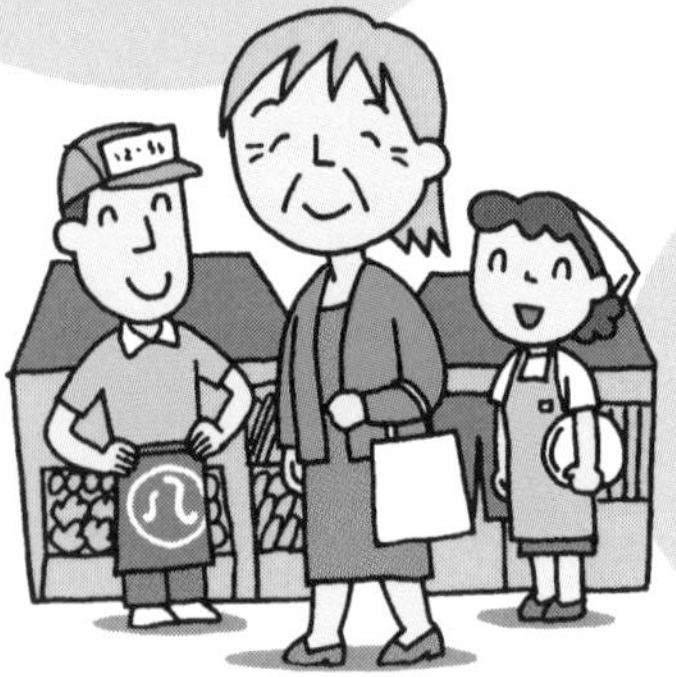

今の状態に見合った環境

今の自分に見合った環境のなかなら、できないことが増えても、だれかに頼り切らずに生きていけます。

健康ライブラリー　イラスト版

新《しん》版《ばん》 森《もり》田《た》療《りょう》法《ほう》の すべてがわかる本《ほん》

2024年6月25日　第1刷発行

監　修　北西憲二（きたにし・けんじ）
発行者　森田浩章
発行所　株式会社講談社
東京都文京区音羽二丁目12-21
郵便番号　112-8001
電話番号　編集　03-5395-3560
販売　03-5395-4415
業務　03-5395-3615
印刷所　TOPPAN株式会社
製本所　株式会社若林製本工場
N.D.C. 493　98p　21cm

ISBN978-4-06-535928-0

■監修者プロフィール

北西憲二（きたにし・けんじ）

　1946年生まれ。東京慈恵会医科大学卒業。森田療法の創始者・森田正馬が初代教授を務めた同大学精神医学教室に学ぶ。1972～74年、スイス・バーゼル大学精神科・うつ病研究部門に留学。1979～95年、東京慈恵会医科大学附属第三病院にて森田療法の実践と研究に従事。その後、成増厚生病院、日本女子大学教授を経て、現在、森田療法研究所所長・北西クリニック院長。『はじめての森田療法』『中年期うつと森田療法』『実践・森田療法』（いずれも講談社）、『森田療法を学ぶ　最新技法と治療の進め方』（金剛出版）など、多数の著書、編著書がある。
森田療法研究所ホームページ
http://www.neomorita.com

■参考文献

北西憲二著『我執の病理』（白揚社）
北西憲二著『実践・森田療法』（講談社）
北西憲二著『中年期うつと森田療法』（講談社）
北西憲二「高齢者の精神療法—その課題と方法—」精神神経学雑誌，122巻7号，2020
北西憲二「森田療法からみたマインドフルネス」心理学評論，64巻4号，2021
北西憲二ほか「特集　マインドフルネスを考える，実践する」精神療法，42巻4号，2016
大谷彰著『マインドフルネス入門講義』（金剛出版）
帚木蓬生著『ネガティブ・ケイパビリティ 答えの出ない事態に耐える力』（朝日新聞出版）

●編集協力　柳井亜紀（オフィス201）
●カバーデザイン　東海林かつこ（next door design）
●カバーイラスト　長谷川貴子
●本文デザイン　新谷雅宣
●本文イラスト　松本　剛

講談社　健康ライブラリー　イラスト版

登校しぶり・不登校の子に親ができること

中学校教諭・特別支援教育士　上級教育カウンセラー
下島かほる　監修

「休みたい」が増え始めた。原因は？　いつまで続く？
不登校の始まりから再登校までの対応策を徹底解説！

ISBN978-4-06-517116-5

依存症がわかる本
防ぐ、回復を促すためにできること

国立精神・神経医療研究センター精神保健研究所薬物依存研究部部長
松本俊彦　監修

依存症とは？　どうすればやめられる？　薬物、アルコール、
ギャンブルなど、深みにはまる理由から回復への行程まで解説。

ISBN978-4-06-523723-6

支援・指導のむずかしい子を支える魔法の言葉

特別支援教育ネット代表
小栗正幸　監修

話が通じない、聞く耳をもたない子の心に響く対話術。
暴言・暴力、いじめ、不登校……困った場面も乗り切れる！

ISBN978-4-06-259819-4

摂食障害がわかる本
思春期の拒食症、過食症に向き合う

跡見学園女子大学心理学部臨床心理学科特任教授
鈴木眞理　監修

太る恐怖、飢餓がまねく食への執着、過食の衝動……。摂食障害の
原因、経過から治療法、接し方まで解説。保護者、先生の必読書！

ISBN978-4-06-531395-4

トラウマのことがわかる本
生きづらさを軽くするためにできること

こころとからだ・光の花クリニック院長
白川美也子　監修

つらい体験でできた「心の傷」が生活を脅かす。
トラウマの正体から心と体の整え方まで徹底解説！

ISBN978-4-06-516189-0

強迫症／強迫性障害（ＯＣＤ）
考え・行動のくり返しから抜け出す

原井クリニック院長
原井宏明　**松浦文香**　監修

手洗い、確認……一度始めると止まらない！　なにが起きている？
なぜそうなる？　病気のしくみから治療法、支え方まで徹底解説！

ISBN978-4-06-532741-8

講談社　健康ライブラリー　スペシャル

発達障害がよくわかる本

信州大学医学部子どものこころの発達医学教室教授
本田秀夫　監修

発達障害の定義や理解・対応のポイント、相談の仕方、
家庭と学校でできることを、基礎から解説。

ISBN978-4-06-512941-8

自閉症スペクトラムの子のソーシャルスキルを育てる本　幼児・小学生編

本田秀夫　**日戸由刈**　監修

幼児や小学生の時期に必要な基本中の基本スキルを紹介。
子どもの特性に配慮し、生活のなかで無理なく身につけよう。

ISBN978-4-06-259853-8